AF532126

Ashish Mehta

Liebesspiel und Tantra

Erotik-Ratgeber

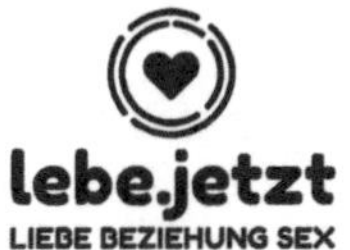

LEBE.JETZT HARDCOVER
BAND 524
1. AUFLAGE: NOVEMBER 2020

Bilder:
1015836439 ARTHA DESIGN STUDIO @ shutterstock.com
1015836475 ARTHA DESIGN STUDIO @ shutterstock.com
1015836517 ARTHA DESIGN STUDIO @ shutterstock.com
1130953670 Mehendra_art @ shutterstock.com
1150306336 Tetiana Lazunova @ istock.com
1154235081 Jolygon @ istock.com
1184108109 Aleksei Morozov @ istock.com
1196766081 cumacreative @ istock.com
1198209451 Aleksei Morozov @ istock.com
1242118015 Drawlab19 @ shutterstock.com
1258296454 Starikova Elena @ shutterstock.com
177435025 Cerebrate @ istock.com
498458315 PeterHermesFurian @ istock.com
5974466 kreatiw @ vectorstock.com

VOLLSTÄNDIGE BUCHAUSGABE
ORIGINALAUSGABE

LEKTORAT:
MARIE GERLICH

UMSCHLAGGESTALTUNG: WWW.HEUBACH-MEDIA.DE
GESETZT IN DER TRAJAN PRO,
ADOBE GARAMOND PRO & CORPORATE S

PRINTED IN GERMANY
ISBN 978-3-96641-180-6
WWW.BLUE-PANTHER-BOOKS.DE

Inhalt

Vorwort

Nach 16 Jahren Forschung auf dem Gebiet des bewussten Liebesspiels oder Tantra – was Erweiterung bedeutet –, beschloss ich, dieses Buch dem Geist des Elements Yin und Yang zu widmen, der in jedem von uns Menschen existiert. Jede Frau (Yin) besteht aus negativ geladener Energie vom Punkt der magnetischen Polregion, aber in ihrem Innern existiert Yang oder positiv geladene Energie. Jeder Mann (Yang) besteht aus positiv geladener Energie vom Punkt der magnetischen Polregion, aber in seinem Innern existiert Yin oder negativ geladene Energie.

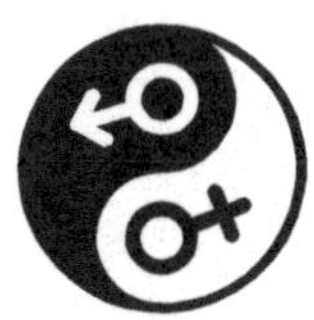

Das bewusste Liebesspiel oder Tantra, eine uralte östliche Wissenschaft, die das Tor zur Ekstase und Selbstentfaltung durch Sexualität in Verbindung mit tiefer Liebe öffnet, entstand um 5.000 v. Chr. in Indien. Als sich vor Tausenden von Jahren Shiva (Gott des reinen Bewusstseins – Yang) mit Shakti (Göttin der reinen Energie – Yin) sexuell und spirituell vereinigte, wurde die Kunst des bewussten Liebesspiels für uns geschaffen.

Mit diesem Buch sende ich Ihnen meine guten Wünsche und möchte Sie daran erinnern, dass Sie sich niemals davor fürchten sollten, Ihren Gott/Göttin-Aspekt mit in Ihr Schlafzimmer zu bringen. Beachten Sie, dass »Höhepunkt« von dem altgriechischen Wort »Treppe zum Himmel« abgeleitet ist.

Genießen Sie Ihre Reise des bewussten Liebesspiels und der Selbstentwicklung durch dieses Buch, damit Sie Ihren endgültigen Höhepunkt erreichen können.

Einleitung

Liebe Leserin, lieber Leser,
dieses Buch ist ein direktes Gespräch mit Ihnen und ein experimentelles Werkzeug für heißen, erfüllenden, intensiven Sex kombiniert mit tiefer Liebe. Ich habe eine Methode entwickelt, die auf der alten tantrischen Philosophie des Liebeslebens basiert und Techniken enthält, die in unserem täglichen Leben anwendbar sind. Dieses Buch wird Ihre Beziehung zu sich selbst und zu Ihrem Partner auf eine andere, höhere Ebene bringen.

Ich möchte hier klarstellen, dass wir leider nicht von Natur aus gut im Sex oder in Beziehungen sind. Es gibt nur sehr wenige, die beim Thema Sexualität von der normalen Schulbildung profitieren.

Wir werden immer noch durch Glaubenssysteme und unsere alten Paradigmen konditioniert, die in unserem Unterbewusstsein installiert wurden, als wir zwischen null und sieben Jahre alt waren, was in uns Schuld, Unsicherheit, Scham oder Angst auslöst. Diese oben erwähnten unbewussten Blockaden verursachen Störungen in unserer Welt und erlauben uns nur selten, diese Reise des bewussten Liebes- oder Sexlebens zu genießen.

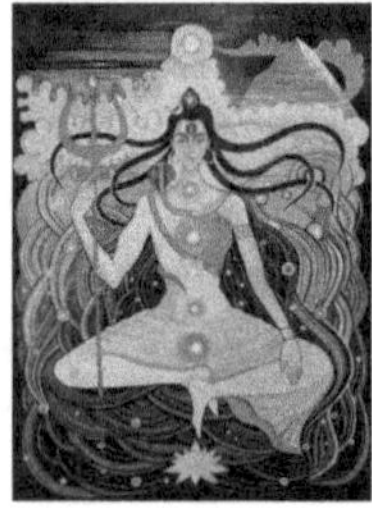

Dieses Buch ist ein Leitfaden, mit dem Sie Ihre Shiva- und Shakti-Energien wecken können, um sexuelle Lust zu erlangen und weltlichen Erfolg mit dem Element der Liebe zu genießen.

Der tantrische Unterricht wird von Zeitalter zu Zeitalter wiedergeboren, und in diesem digitalen Zeitalter der Moderne stellt dieses Buch die Werkzeuge für Singles und Partner bereit, die auf der Suche sind.

Es ist zum Lesen und Üben gedacht, damit Sie Liebe und sexuelle Leidenschaft für lange Zeit erhalten können.

Achtung/Vorsicht

Dieses Buch verspricht keine sofortigen Ergebnisse und es sollten keine Zwei-Minuten-Sachen für sexuelle Kompetenzen erwartet werden. Aber für Einzelpersonen und Partner, die nach erhöhter sexueller Lust und Intimität Ausschau halten und ihre Beziehung bereichern wollen, kann dieses Buch eine große Hilfe sein.

Die hier erwähnten Übungen und Meditationsmethoden bringen Energie in das Gehirn und in Ihren Körper. Wenn Sie also eine Kopfverletzung oder einen Schlaganfall erlitten haben, sprechen Sie bitte mit Ihrem Arzt, bevor Sie fortfahren. Normalerweise sind diese Methoden einfach und harmlos, aber wenn Sie während des Übens Kopfschmerzen oder Unwohlsein verspüren, dann halten Sie bitte an und ruhen Sie sich aus. Wenn Sie sich wieder besser fühlen, fahren Sie fort.

1 – Wecken Sie Ihren inneren Liebhaber

Wenn es um Sex und Liebe geht, sind wir durch die sozialen Medien, die glamouröse Welt der Unterhaltung und der Mode zutiefst konditioniert worden. Unsere romantischen Ideale sind Menschen mit perfekten Figuren (Körpern), perfektem Haar und umwerfend gutem Aussehen. Ich habe das Gefühl, dass der Göttliche oder Gott den Sex erschaffen hat, aber die unbewussten Menschen haben es vermasselt und das eigene Selbst verwirrt. Das bedeutet, dass wir versuchen, jemand anders zu sein, indem wir Masken tragen und nicht unser wirkliches/wahres Selbst sind.

Es gibt einen ständigen Konflikt in uns, und das hat negative Folgen. So können wir zum Beispiel auf jemanden wütend sein, wollen aber dennoch liebevoll und mitfühlend erscheinen. Oder wir wollen zeigen, dass wir der beste Liebhaber der Welt sind, auch wenn wir uns nicht erregt oder aufgeregt fühlen. Wenn wir nicht anfangen zu akzeptieren, wer wir sind, werden wir nicht die Kraft erfahren, die wir brauchen, um unser wirkliches Potenzial auf dem Gebiet der bewussten Sexualität zu entwickeln.

Hier ist eine kleine Übung für Sie, um den inneren Liebhaber zu wecken, indem Sie sich selbst treu sind:

- Lassen Sie sich allein in einem bequemen Raum nieder, wo Sie ca. zwanzig Minuten lang nicht gestört werden.
- Schalten Sie Ihr Telefon und Ihren Computer aus.
- Sie können sich entweder hinsetzen oder hinlegen.
- Spielen Sie jetzt entspannende Musik.
- Beginnen Sie langsam zu atmen, lassen Sie das Prana oder die Luft so tief wie möglich in Ihren Bauch hinein und dann langsam wieder heraus. Führen Sie diesen Atemvorgang 6 Mal oder 6 Zyklen lang (Ein- und Ausatmung ist 1 Zyklus) aus.
- Legen Sie Ihre Hände auf Ihr Herz. Stellen Sie sich vor, Sie bauen eine Beziehung zu sich selbst

auf, in der Sie sowohl der Liebende als auch der Geliebte sind.

- Spüren Sie, wie Ihr Herz vom Energiezyklus des Ein- und Ausatmens pocht. Lassen Sie Ihren Atem sanft und leicht sein.
- Lassen Sie hinter Ihren geschlossenen Augen eine Erinnerung in Form eines Bildes oder Gefühls entstehen. Denken Sie an eine Zeit oder visualisieren Sie sich in Ihrer Vergangenheit, als Sie sich einmal geliebt und unterstützt fühlten. Dies könnte eine Erinnerung an Ihre frühe Kindheit mit Ihren Eltern oder mit einem wahren Freund sein.
- Nehmen Sie sich einige Sekunden Zeit, um es zu sehen und zu fühlen.
- Lassen Sie die guten Schwingungen und Energien nun aus Ihrem Herzen in Ihren ganzen Körper fließen.
- Wenn Sie den Impuls verspüren, Ihren Bauch oder Ihr Geschlechtsorgan zu berühren, tun Sie das ohne Scham oder Schuldgefühle. (Vergessen Sie nicht, dass Sie allein sind und es Ihnen erlaubt ist, dies ohne Urteil zu tun).
- Lächeln Sie und verweilen Sie für einige Minuten in diesem schönen Energiefeld Ihres inneren Geliebten. Wenn Sie dann innerlich fühlen, dass Sie zufrieden sind, öffnen Sie langsam die Augen und lassen Sie die Hand über Ihren wunderbaren Körper gleiten.
- Stehen Sie langsam auf, trinken Sie ein Glas Wasser und tun Sie, was Sie jetzt tun wollen.

Nutzen:

Diese Praxis, sich selbst Liebe zu schenken, ist der schnellste Weg, sich mit dem inneren Liebhaber zu verbinden, was zu Selbstakzeptanz und einer tiefen Entspannung in Ihrem Körper führt. Wenn Sie diese kurze Meditationstechnik regelmäßig praktizieren, wird sie es Ihnen in Zukunft ermöglichen, dass sich Ihre lustvollen Gefühle ganz natürlich in Ihrem Innern abspielen.

2 – Das Yin-Element (Shakti – weibliche Göttin) erwecken

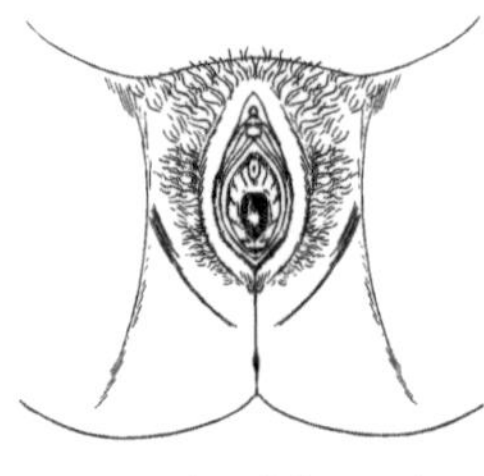

Tatsache ist, dass der Mann in der frühen Vergangenheit Angst vor der Tiefe der Frauen (Yin) Shakti (Macht) hatte und sie so in eine sekundäre Position manipulierte. Im tantrischen Liebesspiel erforderten Tradition und Techniken einen gleichberechtigten Austausch von negativen (Yin) und positiven (Yang) Energien zwischen Frau und Mann, wie im Vorwort beschrieben. Aber unglücklicherweise machte der Mann in unserem modernen neuen Zeitalter die weiblichen Energien für sein eigenes Vergnügen und seine eigenen Ressourcen nutzbar, ohne Rücksicht auf ihre Bedürfnisse zu nehmen. So zog es die Göttin im Yin vor, zu schlafen.

Wenn Frauen jetzt im Wandel der Zeit ihre Sexualität in ähnlicher Weise in die Hand nehmen, wie sie Interesse an körperlicher Fitness, an Selbstverbesserung, Wirtschaft und Politik zeigen, dann wird ihr Shakti-Aspekt erwachen und ihre enorme orgasmische Energie wird sie selbst und auch diesen Planeten mehr und mehr heilen.

Dies alles ist leichter gesagt als getan. Die Energie der Göttin Shakti zu erwecken, ist keine einfache Sache. Nach mehr als 2.000 Jahren der Unterdrückung ist das Feuer der Frauen erkaltet. Es gibt immer wieder Erwartungen von Männern an Frauen, sich auf der sexuellen Ebene weiterzuentwickeln, was fabelhafte oder multiple Orgasmen betrifft. Tatsache ist, dass sowohl Frauen als auch Männern beigebracht werden muss, wie die passive sexuelle Energie der Frau wiederbelebt werden kann. Das sexuelle Erwachen in einer Frau hängt von ihrem emotionalen Zustand ab. Dieser Teil ihres Wesens kann nicht umgangen werden.

Das sexuelle Feuer in einer Frau wird neu entfacht, wenn sie sich sicher und geliebt fühlt. Wenn ihr Intimpartner sie schätzt, öffnet sich der Lustfaktor in ihr. Dann lässt sie auf den tiefsten Ebenen von sich selbst los, was zu einem magischen Orgasmus führt. Und wenn sie sich, wie oben erwähnt, sicher fühlt, lässt sie sich vom Schütteln und Zittern überwältigen und es öffnet sich ein gewaltiger magnetischer Wirbel in ihrer Gebärmutter (ihrem Zentrum). Diese gewaltige sexuelle Aktivität gibt beiden Partnern beim bewussten Liebesspiel positive Benefits und unerwartete Empfindungen.

Das sexuelle Erwachen einer Frau ist wichtig, weil in tantrischen Texten erwähnt wird, dass die Erleuchtung der Frau durch die elektrische Ladung ihrer orgasmischen Natur beschleunigt wird. Durch ein gesundes sexuelles

Teilen aktiviert die Frau eine kraftvolle sexuelle Energie, die von ihrem physischen Körper in ihre Psyche übergeht und eine spirituelle Erweckungserfahrung für sie schafft.

Das tantrische Liebesspiel fördert die Gesundheit und Vitalität von Frauen und Männern, weil der sexuelle Orgasmus biomagnetische Heilenergie auf unserer zellulären Ebene freisetzt. Tantra ist eigentlich eine Heilkunst. Wenn Sie die in diesem Buch erwähnten Praktiken anwenden, können Sie die negativen Kräfte, Emotionen, negativen Assoziationen oder Informationen, die von Ihren Eltern oder Ihren eigenen verletzenden früheren Erfahrungen stammen, abbauen.

Die oben genannten Blockaden werden in Ihrem zweiten Chakra (Hara Center) gespeichert. Wenn Sie also die hier genannten Methoden anwenden, können Sie die aufgestauten Emotionen loslassen und die enorme positive Energie nutzen, die den Menschen immer zur Verfügung steht.

Sie werden feststellen, dass Sie mehr kreative Energie haben, die Ihren Körper und Geist erfrischt. Ihre Begeisterung wird zurückkehren.

Unterschiedliche Orgasmusstufen für Frauen

Beginnen wir mit dem »Null-Level«, d. h. mit Frauen, die noch nie einen Orgasmus erlebt haben, und denen, die sich nicht sicher sind, ob sie einen Orgasmus bekommen können. Frauen, die in diese Null-Level-Kategorie fallen, haben möglicherweise keine Erfahrung mit dem Liebesspiel. Oder sie haben noch nie masturbiert, und wenn sie masturbiert haben, konnten sie ihren Höhepunkt nicht erreichen. Es kann auch sein, dass sie sexuell aktiv sind, aber unter einer psychologischen Blockade leiden, die auf eine negative Assoziation, einen negativen Stamm oder auf eine Störung in der Vergangenheit zurückzuführen ist. Möglich ist, dass ihnen schon als sie klein waren, gepredigt wurde, dass nette Mädchen keinen Spaß am Sex haben sollten.

Die zweite Stufe ist »manchmal orgasmisch«. Dies kann Frauen verärgern, weil sie einen Orgasmus erlebt haben, aber ihren Höhepunkt nicht vollständig – d. h. in jeder Zelle ihres Körpers – erreichen können.

Die dritte Stufe ist »orgasmisch«. Diese Frauen haben Zugang zur dynamischen orgasmischen Energie und haben sie oft erlebt. Sie wissen, welche Positionen und welche Kombination von Berührungen und Küssen zum Orgasmus führen.

Die vierte Stufe sind »multiple Orgasmen«. Das ist wie ein Feuerwerk, denn eine Frau erlebt eine Kette von Orgasmen, einen nach dem anderen. Nur sehr wenige haben dieses Niveau erlebt, aber wenn eine Frau es wirklich wünscht, kann es mit Übung erreicht werden.

Anatomie der weiblichen Genitalien (Vagina)

Es ist wichtig zu wissen, dass die Vagina zwei empfindliche Pole oder geladene Stellen hat. Der eine ist der vordere Pol, Klitoris genannt, der zweite ist der tiefere Pol, G-Punkt genannt. In der tantrischen Sprache werden die weiblichen Genitalien als »Yoni« bezeichnet, was »heiliger Raum« bedeutet.

Die **Klitoris** sitzt wie eine Glocke im obersten Teil der Yoni. Ihre einzige Funktion ist es, Lust zu erzeugen.

Eine Frau kann einen schönen Orgasmus genießen, wenn sie in der richtigen Stimmung ist und ihre Klitoris mit Fingern, dem Mund oder mit dem Lingam – das ist das tantrische Wort für das männliche Geschlechtsorgan und bedeutet so viel wie »Zauberstab des Lichts« – stimuliert wird. Während des Geschlechtsverkehrs kann entweder der Mann oder die Frau selbst diesen vorderen Pol oder die Klitoris stimulieren. Die richtige Berührung ist wichtig. Eine Überreizung kann den Aufbau von Energie in einer Frau kurzschließen. Die richtige Berührung ist etwas, das eine Frau selbst erlernen und dann an ihren Liebhaber weitergeben kann.

Lassen Sie uns nun über den tieferen Pol, den sogenannten **G-Punkt**, sprechen, der ein weiterer Punkt der sexuellen Erfüllung der Frau ist. Eine Frau kann durch diesen Pol sowohl physisch als auch auf psychischer Ebene subtiles Vergnügen erlangen. Zu beachten ist, dass der erste Kontakt mit diesem Punkt unangenehm sein kann, wenn eine Frau in der Vergangenheit schmerzhafte Erfahrungen mit Sex gemacht hat – sei es physisch oder emotional. Manchmal kann sie Schmerzen in der Art und Weise erfahren, wie ein Bluterguss schmerzt, wenn Druck auf ihn ausgeübt wird. Aber er kann geheilt werden, wenn sie es allein oder mit ihrem erfahrenen Partner aushält, langsam zu gehen und zärtlich zu lieben. Im Gegenzug kann dies ihre vergangenen Wunden heilen. All dies kann zu ihrem Erwachen führen, und sie wird eine Kraft erfahren, die sie bisher nicht gekannt hat. Diese Kraft kann ihr Leben in allen Bereichen erhellen und ihr Glückseligkeit zurückgeben.

Lokalisierung des G-Punkts: Die Größe des tieferen Pols oder des G-Punkts kann von einer Erbse bis zu ca. einem 20-Cent-Stück variieren. Er schwillt an, wenn er stimuliert wird. Bevor Frauen mit diesem Punkt spielen, müssen sie ihre Blase entleeren. Der heilige Punkt liegt in der Nähe der Blase und kann sich bei Stimulation zunächst wie Harndrang anfühlen. Die liebevolle Berührung eines Partners spielt hier eine große Rolle. Er sollte bereit sein, die empfindliche Natur dieses Punktes zu respektieren, sowohl physisch als auch psychisch. Der gesamte Prozess muss harmonisch angegangen werden. Da sich die psychischen Verletzungen oft in der Vagina einer Frau befinden, kann die anfängliche Berührung des G-Punkts Erinnerungen an die Vergangenheit wecken, was eine emotionale und heftige Reaktion auslösen könnte. Deshalb ist die Rolle des Partners hier wie die eines Heilers in Form ihres Liebhabers.

Für einige Frauen kann das G-Punkt-Erlebnis ein außerordentlicher psychologischer Durchbruch und eine neue Art von orgasmischer Ekstase sein.

Tipps für Partner/Liebhaber, die ihre Frauen beim G-Punkt-Erlebnis unterstützen wollen:

- Die Vagina sollte gut geölt sein. Daher würde ich vorschlagen, eine ausreichende Menge z. B. Bio-Kokosnussöl auf ihre Vagina aufzutragen.
- Legen Sie zur Unterstützung ein kleines Kissen unter ihr Gesäß.
- Der Partner/Liebhaber kann neben ihr knien, während sie – auf dem Rücken liegend – die Beine leicht angewinkelt aufstellt.

Die ersten Male sollte der Partner nur einen Finger verwenden, um Kontakt aufzunehmen (möglichst den Ringfinger). Es wird gesagt, dass der Ringfinger und das Element Erde eine Affinität zueinander haben sollen. Schieben Sie den Ringfinger sehr vorsichtig in die Vagina und drehen Sie ihn dann so, dass die Fingerspitze die Decke der Yoni berührt. Krümmen Sie den Finger und ziehen Sie den Finger mit der »Komm her«-Geste langsam an der Decke entlang zur Vorderseite der Yoni, als ob Sie zur Klitoris zurückkehren würden. Wiederholen Sie dies einige Male.

Es kann einige Wochen oder sogar Monate dauern, bis eine Frau bei der G-Punkt-Stimulation großes Vergnügen erlebt. Es ist ratsam, dass ein Mann/Partner/Liebhaber auf bewusster emotionaler Ebene engen Kontakt mit der Geliebten hält, damit er schnell auf ihre Gefühle reagieren kann. Die Berührung mit dem Finger sollte beendet werden, wenn es nötig ist und sie sie nicht mehr ertragen kann.

Das Ziel der Aktivierung des G-Punkts besteht darin, die Frau von innen heraus zu heilen. Ein Orgasmus ist ein Nebenprodukt, wenn die Schritte sorgfältig und korrekt ausgeführt werden.

Ambrosia (Nektar) von Shakti (Yin)

Frauen, die einen verlängerten Orgasmus haben, können auch die Freisetzung einer Flüssigkeit erleben. Im Tantra wird sie Amrita oder göttlicher Nektar genannt. Wenn Ambrosia auftritt, kann die Frau eine Art freudige Energieexplosion empfinden, die allerdings ganz anders ist als die männliche Ejakulation. Diese Flüssigkeit tritt auf beiden Seiten des unteren Teils der Vagina auf. Es ist eine dünne klare oder leicht milchige Flüssigkeit, die schnell verdunstet. Das Ausströmen von Ambrosia oder Amrita kann von jeder Frau erlebt, aber nicht beherrscht, erzwungen oder beeinflusst werden. Die einzige Übung, die das unterstützt, ist die regelmäßige liebevolle Massage des G-Punkts. Und wenn bei manchen Frauen gelegentlich Amrita auftritt, dann ist sie ein Geschenk.

3 – Schutz des Yang-Elements (Shiva – männlicher Gott)

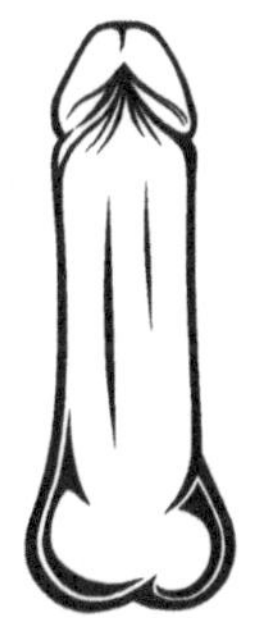

Sexualerziehung gibt uns grundlegende allgemeine Informationen darüber, wie man Babys macht oder wie man sich vor Krankheiten und ungewollten Schwangerschaften schützt.

Andere Erkenntnisse, die wir über Sex aufgreifen, stammen aus Filmen, Fernsehserien, Zeitschriften, von Freunden und Eltern. Und wenn wir schließlich etwas Erfahrung sammeln, dann meist mit einem ebenfalls ziemlich ungebildeten Partner. Die Wahrheit ist, dass viele von uns im Hinblick auf sexuelle Intimität, Sextechniken und sexuelles Bewusstsein immer noch ungebildet sind.

Die meisten Männer glauben, dass der Sinn von Sex die Ejakulation ist. Und nicht nur Männer, sondern auch Frauen glauben, dass ihr Mann einen Orgasmus haben sollte, auch wenn sie selbst keinen bekommen.

Im Tantra ist das völlig anders, weil beide Partner sich gegenseitig helfen, körperliches, geistiges und spirituelles

Wohlbefinden zu erfahren. Das Ziel des bewussten Liebens ist es, Sex wie Meditation zu genießen.

Dieses Buch ist der Türöffner für ein gesundes Sexleben, indem die Partner lernen, auf sehr tiefen Ebenen miteinander zu kommunizieren. Wichtig ist es, eine Umgebung zu schaffen, in der Sex und Liebe gedeihen. Ziel des bewussten Liebeslebens ist die Häufigkeit, Tiefe und Dauer des Genusses durch die Ausübung der Kontrolle der männlichen Ejakulation.

Wenn ein Junge in die Pubertät kommt, wird er aufgrund seines starken Stroms sexueller Energie durch Sex kontrolliert. Ein Junge im Teenageralter kann wie verrückt masturbieren und hat keine körperlichen Probleme, sodass es keinen Grund zur Besorgnis gibt. Es scheint, dass sein Samen unerschöpflich ist. Andererseits wird einigen Jungen beigebracht, dass Masturbation eine Sünde ist. Diese Art von negativer Information ist eine psychologische Blockade für ihren sexuellen Ausdruck. Wenn sie nicht behandelt wird, kann sie in späteren Jahren zum Problem beim Geben und Empfangen von Lust führen.

Wenn wir in die Welt der Erwachsenen eintreten, ist Sexualität aufgrund unserer vergangenen Konditionierung ein Spiel von Gedankenfehlern und Gehirnverpfuschung. Biologisch gesehen scheint die sexuelle Energie eines Mannes mit zunehmendem Alter abzunehmen. Bei Männern in den Vierzigern dauert es länger, bis sie eine Erektion bekommen, Volumen und Kraft der Ejakulation sind geringer als in ihren Zwanzigern. Wenn ein Mann dann gekommen ist, dauert es länger, bis er erneut ejakulieren kann. Aufgrund all dieser Faktoren denken Männer, dass dies Zeichen des Alterns sind.

Tantra gibt auf all dies eine Antwort. Es sind nicht die Zeichen des Alterns, sondern die Zeichen des erschöpften zweiten Chakras (Hara Center). Der Samen des Mannes enthält Lebensessenz, und wenn er die Ejakulation bewusst kontrollieren kann, dann kann er sein sexuelles Wohlbefinden zurückgewinnen. Die Techniken in diesem Buch werden ihm helfen, dies zu erreichen.

Leider haben wir diese Art von Information als Teenager nicht bekommen, und wenn, dann wurde der Rat nicht geschätzt oder abgelehnt.

Ich möchte hier klarstellen, dass Ejakulationskontrolle nicht bedeutet, dass der Mann keine Orgasmen haben sollte. Das bewusste Liebesspiel oder tantrischer Sex unterscheiden zwischen den Erfahrungen des Orgasmus und der Ejakulation. Das sagt uns, dass diese beiden Aspekte des Sex nicht eins sind. Die innere Erfahrung eines explosiven sexuellen Höhepunktes ist der Orgasmus, der äußere Ausdruck die Ejakulation. Wenn ein Mann dieses Prinzip versteht, dann kann er ein höheres Maß an Energie genießen und seinen Geschlechtsverkehr ausdehnen, während er nach einer normalen Ejakulation eher schnell leer wird.

Wenn ein Mann die hier erwähnten Techniken praktiziert, kann er die Vorteile nutzen. Die meisten Menschen denken, die Kontrolle der Ejakulation bedeute, dass der Mann nicht ejakulieren sollte. Mit Ejakulationskontrolle ist aber vielmehr gemeint, dass der Mann für seine Ejakulationszeit und seinen Orgasmus verantwortlich ist und sich nicht länger von seinem Lingam kontrollieren lässt. Wird dieser Zustand von einem Mann erreicht, wird er auch die Vorteile in allen anderen Bereichen seines Lebens genießen. Er wird zum Beispiel ein ausgeglicheneres Mindset haben, wenn es um aufregende Lebensentscheidungen geht.

Überlegungen für Männer

Liebe männliche Leser, denken Sie einen Moment darüber nach, wie Sie sich nach einem normalen sogenannten Orgasmus fühlen. Entspannt, richtig? Aber diese Entspannung ist so, dass Sie sich danach schläfrig oder träge fühlen. Normalerweise passiert das bei einem Mann einige Minuten nach der Ejakulation. Frauen machen eine andere Erfahrung nach ihrem Orgasmus – selbst wenn sie ihre Amrita losgelassen haben (wie im Kapitel Yin erklärt). Frauen werden durch orgasmische Liebe energetisiert, Männer werden vorübergehend ausgelöscht.

Lassen Sie uns die Frage des Orgasmus nach dem im Vorwort beschriebenen Konzept des inneren Magnetpols bei einer Frau und einem Mann betrachten.

Wenn eine Frau kommt oder einen Orgasmus hat, entlädt sie ihr Yin – negatives energetisches Feld – und wird erleuchtet, aber dann taucht ihr innerer Yang-Aspekt an der Oberfläche auf. Dieser Akt lässt sie mit positiv geladener Energie schwirren und erhöht ihr Energieniveau. Sie fühlt sich frisch und aktiv. Beim Mann ist es genau das Gegenteil. Wenn ein Mann kommt oder ejakuliert, entlädt er sein Yang – positives energetisches Feld – und fühlt sich eher erschöpft als erleuchtet. Als Nächstes taucht sein innerer

Yin-Aspekt an der Oberfläche auf. Dies lässt ihn mit negativ geladener Energie träge werden und er will schlafen gehen, weil sein männlicher Aspekt abnimmt. Aber ein Mann, der lernt, seine Ejakulation zu kontrollieren, kann seine Energie zurückgewinnen, die die Ejakulation ihm im Allgemeinen mit seinem Sperma nimmt.

Vorteile der Ejakulationskontrolle

Ein Mann kann über längere Zeit Liebe machen, wenn er die Techniken zur Kontrolle seiner Ejakulation erlernt. Die Vorteile sind ein intimeres sexuelles Spiel, mehr Zeit für Kommunikation und Vergnügen ohne Grenzen. Wenn ein Mann länger bewusst liebt, stärkt er seine sexuelle Energie und schärft sein Yang-Element. Wenn er sich nach einem längeren Liebesakt für die Ejakulation entscheidet, ist die Freisetzung weitaus explosiver. Wenn ein Mann beim bewussten Liebesspiel die Technik der Ejakulationskontrolle anwendet, kommt es oft vor, dass sich die Partnerin erneut in ihn verliebt, weil der Vorgang den Geschlechtsakt und das Energiefeld erhöht.

Ein Mann, der absichtlich nicht kommt und wachsam seine Ejakulation ausdehnt, sendet seiner Frau das Signal, dass der liebevolle Geschlechtsakt ihre Ekstase unterstützen soll. Frauen sind von dieser Geste zutiefst bewegt, und das könnte für viele Frauen der Beginn einer Art tiefer psychologischer Heilung sein, wie sie in Kapitel »Das Yin-Element erwecken« besprochen wird.

Ein weiterer Vorteil der Ejakulationskontrolle ist, dass er nach dem Sex nicht körperlich, emotional und geistig abschaltet, weil er sich wie bei einer normalen Ejakulation nicht ausgehungert fühlt. Männer, die lernen, ihre Ejakulation zu kontrollieren, können die Zeiträume zwischen ihren Erektionen bewusst kontrollieren. Wenn ein Mann nicht sofort ejakuliert, gibt er seine sexuelle Energie nicht auf und kann so wieder Liebe machen, wenn er will. Dies kann für die Frau von großer Bedeutung sein, die oft durch den plötzlichen Rückzug ihres männlichen Partners frustriert ist, besonders wenn sie selbst noch keinen Orgasmus hatte. Frauen beschweren sich oft darüber, dass der männliche Partner nach der Ejakulation einschläft. Wenn ein Mann Kontrolle übt, wird dies nicht geschehen.

Ein weiterer Vorteil dieser Art der Kontrolle ist, dass Männer dadurch jünger aussehen. Es wird der bioelektromagnetische Ablauf im Körper aktiviert und es findet Transmutation statt.

Es ist auch wichtig zu wissen, dass jeder Mann auf einem anderen Energieniveau arbeitet. Manche Männer können drei-, vier- oder mehrmals pro Woche ejakulieren, ohne dass es zu Beschwerden kommt, andere fühlen sich vielleicht erschöpft, wenn sie so oft ejakulieren. Deshalb muss jeder Mann entscheiden, wie oft er ejakulieren will. Denken Sie an zwei Regeln:

a) Erzwingen Sie niemals eine Ejakulation.
b) Stoppen Sie niemals eine Ejakulation, wenn sie einmal begonnen hat.

Männer sollten die Ejakulation nicht durch Ziehen, Reiben und Misshandlung des Penis erzwingen. Dies ist schädlich für ihr körperliches Wohlbefinden, da es den

Widerstand gegen Krankheiten senkt und die Vitalität verringert. Auch für Frauen ist es wichtig, diese Regel zu verstehen. Es ist ein Irrtum, dass Partnerinnen ihren Liebhabern bei Ejakulationsschwierigkeiten einen Gefallen tun, wenn sie ihnen helfen zu kommen.

Andererseits sollte eine bereits begonnene Ejakulation nicht unterbrochen werden, da sie Prostatablockaden, eine Blaseninfektion oder beides verursachen kann.

Techniken zur Kontrolle der Ejakulation

Bevor wir in die Techniken einsteigen, lassen Sie uns über drei Musterphasen bei Männern sprechen:

1) Er erkennt, dass er einen Orgasmus bekommt, weil er erregt ist.
2) Er ist sich bewusst, dass er seinem Orgasmus näher kommt.
3) Er ejakuliert.

Jetzt kommt die interne Praxis des Spielwechslers:

a) Manipulation des PC-Muskels

Er wird Pubococcygeus-Muskel genannt und auch als »Liebesmuskel« bezeichnet, weil er eine bedeutende Rolle beim sexuellen Genuss spielt. Manche bezeichnen ihn auch als Perineum-Punkt. Der PC-Muskel hat eine große Bedeutung für den männlichen und weiblichen Orgasmus.

So finden Sie die Lage des PC-Muskels heraus: Versuchen Sie beim nächsten Urinieren, den Urinfluss durch Kontraktion zu stoppen. Das können sowohl Frauen als auch Männer tun. Um Ihren Liebes- oder PC-Muskel zu stärken, machen Sie es sich zur Angewohnheit, diesen bei jedem Urinieren zweimal zu kontrahieren. Der PC-Muskel befindet sich zwischen Anus und männlichem Geschlechtsorgan (Penis) / weiblichem Geschlechtsorgan (Vagina). Wenn ein Mann einen starken PC-Muskel oder Liebesmuskel entwickelt, ist ein großer Schritt in Richtung Ejakulationskontrolle gemacht.

Experimentiertipp für einen Mann, wenn er mit seiner Frau Liebe macht: Wenn der Mann während des Geschlechtsakts das Gefühl hat, dass sich sein Orgasmus/ Ejakulationsimpuls nähert, sollten die Bewegungen beider Partner gestoppt werden. Der Mann sollte dann seine volle Aufmerksamkeit auf den PC-Muskel richten, indem er ihn zusammenzieht oder zusammenpresst und hält. Dabei sollte er langsam und tief atmen und ruhig bleiben, bis das Gefühl der Ejakulation vorüber ist. Dann fahren Sie fort ...

b) Den Atem kontrollieren

Wenn ein Orgasmus unvermeidlich wird, steigert sich unsere Atmung. Eine bewusste, langsame und tiefe Atmung kann einen großen Unterschied machen, wenn es um die Kontrolle der Ejakulation geht. Wenn also – wie oben erwähnt – ein Mann während des bewussten Liebesaktes seinen PC-Muskel anspannt und beide Partner in einer ruhigen Position sind, dann sollten die Partner mit ihren Augen und Herzen miteinander in Verbindung treten. Am besten ist es, wenn die Frau ihre Atmung an den Atemrhythmus ihres Liebhabers anpasst und beide versuchen zu visualisieren, dass der Strom der Energie des Mannes nach oben zu den höheren Chakren fließt. Dies kann für die Partner zu einem magischen Moment werden.

c) Reise in höhere Chakren

Wenn sich die beiden Partner miteinander verbinden, werden sie ein tiefes Gefühl der Intimität erleben. Wenn sie sich auf die höheren Chakren konzentrieren, werden sie Energie vom zweiten (Hara) Chakra zum vierten (Herz) und sechsten (Ajna – zwischen den Augenbrauen) Chakra kanalisieren. Männer sollten sich keine Sorgen machen, wenn ihre Erektion während dieser Periode nachlässt, denn wenn sich die Yang-Energie aus dem Lingam (Penis) zurückzieht, ist dies vorprogrammiert. Ein Mann wird etwa 20 Prozent seiner Erektion verlieren, aber er sollte noch einige Sekunden bei und in seiner Frau/Liebhaberin/Partnerin bleiben, dann wird seine Erektion zurückkehren, nachdem seine Energie das höchste Chakra berührt hat. Er wird erstaunt sein zu sehen, dass seine Erektion jetzt stärker ist als zuvor. Männer werden entdecken, dass ihre Erektion länger anhält, ihre Liebesleidenschaft zunimmt und ihre Liebesqualität bereichert.

Einige zusätzliche Übungstipps:

Ziehen Sie sanft an Ihrem Lingam (Penis) und reiben Sie ihn mit beiden Händen, indem Sie den Penis für etwa zehn bis dreißig Sekunden langsam zwischen die Hände nehmen.

Üben Sie sanften Druck auf den PC-Muskel oder den Damm-Punkt (Perineum) aus, indem Sie dort mit Zeige- und Mittelfinger täglich etwa zehn bis dreißig Sekunden lang drücken.

Für diese Praktiken können Männer chemiefreie Cremes oder Öle verwenden.

4 – Sicherer (geschützter) Sex

Das bewusste Liebesspiel hilft Frauen und Männern, fest in ihrem Körper verwurzelt zu sein, um zu den Höhen des ekstatischen Sex aufzusteigen. Ihr Körper ist Ihr Tempel und Sie sind für diesen Tempel verantwortlich. Wenn Sie Ihren Tempel sauber und gesund halten, ehren Sie ihn und halten seine Stimmung hoch. Dieses Bewusstsein unterstützt den inneren Liebhaber, der in Ihrem Innern und in dem Ihres Partners wohnt.

In diesen modernen, schnelllebigen Zeiten ist es gut, ein solches Buch über bewusste Liebesbeziehungen zur Hand zu haben, weil es einen neuen Blick auf das sexuelle Bewusstsein und die Einstellung zu Beziehungen wirft.

Wenn wir über sexuelles Bewusstsein sprechen, bedeutet das auch, die richtigen Schritte zu unternehmen, um sich zum Beispiel vor sexuell übertragbaren Krankheiten (STDs) zu schützen. Mit »Safer Sex« meine ich aber auch, dass Sie aus Sicht des bewussten Liebesspiels zwischen neuen Partnern und Langzeitpartnern unterscheiden müssen; Sie müssen sich vom Mindset her mit Sex wohlfühlen.

Neue Partner und Safer Sex

Wenn es eine sexuelle Anziehung zwischen zwei Menschen gibt, die sich nicht kennen, dann könnte eine sichere Herangehensweise bedeuten, sich Zeit zu nehmen, um sich erst einmal kennenzulernen und miteinander wohlzufühlen.

Das ist eine gute Möglichkeit, das mit sexuellem Kontakt verbundene Risiko zu minimieren, da Sie beide über Ihre individuelle sexuelle Vergangenheit sprechen können. Viele Menschen (neue Partner) stürzen sich direkt in den Geschlechtsverkehr, anstatt zuerst miteinander zu kommunizieren, weil es ihnen peinlich ist, über Sex zu sprechen. Wenn die neuen Partner näher an den Moment der sexuellen Penetration rücken, stellen sie fest, dass die Situation heikler wird und die Bereitschaft geringer ist, den Ablauf des Ereignisses zu unterbrechen, um Fragen zu stellen wie:

»Bist du mit der Verwendung von Kondomen einverstanden?« oder

»Ich möchte kurz über sicheren Sex sprechen und was du davon hältst« oder

»Hast du schon mal einen AIDS-Test gemacht?«

Der Mann, der zu Leistungsängsten neigt und befürchtet, seine Erektion zu verlieren, scheut oft vor der oben erwähnten Art der Kommunikation oder Vorgesprächen zurück.

An dieser Stelle eine Information für Mädchen, die in die Pubertät kommen oder sich in der Pubertät befinden: *Teenager-Mädchen haben ein erhöhtes Risiko für gefährliche sexuell übertragbare Krankheiten (STDs), weil die Haut über ihrem Gebärmutterhals (Epithel) noch unreif ist. Bei jungen Mädchen ist der Gebärmutterhals mit einer Schicht bedeckt, die Zylinderepithel genannt wird. Bis zum zwanzigsten Lebensjahr reift dieses und wird durch das Plattenepithel ersetzt, das resistenter gegen Viren und Bakterien ist.*

Neue Partner können auf einen gewissen Widerstand stoßen, wenn Sexfragen zur Sprache kommen, was zu folgenden Aussagen führen kann:

»Dies ist nicht der richtige Zeitpunkt, um über diese Dinge zu sprechen« oder

»Kondome törnen mich ab.«

Sehen Sie es als eine Herausforderung, bleiben Sie um Ihrer Sicherheit willen stark und gehen Sie keine Kompromisse ein. Sagen Sie Ihrem Partner oder Ihrer Partnerin, dass Sie tatsächlich an einem Liebesspiel interessiert sind, aber zunächst bestimmte Vorsichtsmaßnahmen beachtet werden müssen. Wenn dies dazu führt, dass Sie eine sexuelle Begegnung verpassen, ist das immer noch ein sehr kleiner Preis, den Sie für Ihre eigene Gesundheit bezahlen.

Es ist intelligent und nicht töricht, wenn Sie Ihren neuen Partner trotz Verliebtseins nicht glorifizieren oder idealisieren, sondern eine gesunde Skepsis aufrechterhalten. Die Vision eines sicheren bewussten Liebesspiels besteht darin, eine Beziehung zueinander aufzubauen, um den Moment des Sex zu genießen, ohne Täuschung, Scham oder Schuldgefühle.

Wenn Sie entscheiden, dass es sicher ist, Liebe zu machen oder Sex zu haben, machen Sie deutlich, dass Kondome benutzt werden müssen. Aus meiner Sicht sind Kondome eine Notwendigkeit, weil sie den Austausch von Körperflüssigkeiten verhindern. Wenn Männer den Gebrauch von Kondomen verstanden haben und üben, werden sie zu einer Art zweiter Haut für sie. Meiner Ansicht nach sollten sexuell aktive Menschen immer Kondome bei sich haben.

Ein weiterer wichtiger Punkt ist die Verwendung von Gleitmitteln. Gleitmittel wie Bio-Süßmandelöl oder Bio-Kokosöl sind sehr hilfreich zur Aufrechterhaltung der sexuellen Empfindlichkeit und verhindern wunde Stellen in der Vagina (Yoni) als Folge der Reibung mit Latex. Am besten ist es, wenn Männer extra feuchte Kondome tragen und Frauen oben erwähnte Gleitmittel in der Vagina (Yoni) anwenden.

Wenn ein Mann im Kondom ejakuliert hat, sollte er seinen schrumpfenden Penis (Lingam) vorsichtig aus der Vagina (Yoni) herausziehen. Dabei sollte die Frau die Basis/den Ring des Kondoms an seinem Penis festhalten, sodass das Kondom an Ort und Stelle bleibt, bis es vollständig aus der Vagina herausgezogen ist. Werfen Sie dann das Kondom mit dem Samen des Mannes weg. Männer sollten die Vorteile von Kondomen nutzen: da sie den Penis unempfindlicher machen und dadurch die Dauer des Liebesaktes verlängern, indem sie den Drang zur schnellen Ejakulation herauszögern.

Seien Sie vorsichtig und vermeiden Sie bei der ersten sexuellen Begegnung Oralsex.

Langfristige Partner und Safer Sex

In einer langfristigen Partnerschaft ist es gut, von Zeit zu Zeit über Verantwortung und Vertrauen miteinander zu kommunizieren. Denn versteckte Liebesaffären und sexuelle Kontakte stellen eine Bedrohung für Safer Sex dar. Die Partner könnten sich zum Beispiel verpflichten, beim Sex immer Kondome und andere Vorsichtsmaßnahmen anzuwenden.

5 – Teamarbeit für intime Handlungen

Im Spiel des bewussten Liebesspiels stehen die Partner/Liebhaber/Paare als Teamkollegen in einer Beziehung. Gemeinsam teilen sie ein »Spielfeld«, das »Leben« genannt wird, um das »Liebesspiel« zu spielen. Heutzutage suchen die Partner/Paare nach einer besonderen Art der gegenseitigen Bindung. Dieses Engagement sollte sowohl körperliche als auch geistige und emotionale Essenz enthalten, kombiniert mit psychologischen und materiellen Aspekten.

Partner/Paare/Liebhaber sollten die Struktur und den Rahmen ihres Liebesspiels definieren und verstehen. Zum Beispiel können einige dieser Fragen betrachtet werden:

Handelt es sich um eine Sommerromanze oder bauen Sie eine gemeinsame Zukunft auf?

Ist dies die Art von Liebesspiel, zu dem Sie sich angemeldet haben?

Werden Sie es genießen?

Was ist die Rolle Ihres Partners und welche Rolle spielen Sie hier?

Denken Sie daran, dass sich bei einer Veränderung Ihrer Beziehung auch die Regeln des Liebesspiels ein wenig ändern können, aber die Vereinbarung sollte niemals einseitig sein. Vergessen Sie nie, dass Sie beide an diesem Liebesspiel partizipieren. Die Partner sollten auf einer intimen Ebene kommunizieren und sich austauschen, um die Harmonie in ihrer Beziehung aufrechtzuerhalten. Dazu ist es gut, wenn Sie die gesunden körperlich-geistigen Werte demonstrieren, die Sie in einer Beziehung teilen, wie zum Beispiel gemeinsam joggen, Rad fahren oder lange Spaziergänge unternehmen. Sie können zusammen meditieren oder Gedanken, Träume, Ängste, Hoffnungen und Fantasien ohne Bewertung teilen. Auf diese Weise bauen Sie sich gegenseitig als Team auf. Mit der Zeit werden Sie wissen und verstehen, was es bedeutet, den Partner und sich selbst zu verletzen oder zu heilen.

Auch wenn es einfach klingt, ist es nicht immer leicht, das oben Gesagte zu praktizieren. Ich glaube aber, dass Partner, die sich auf dem Weg des bewussten Liebens befinden, immer einen Weg finden werden, miteinander zu reden und zu kommunizieren, auch in Widrigkeiten – ohne Schuldzuweisungen.

Darauf aufbauend ist es nun an der Zeit für Sie, liebe Liebende, in das Liebesspiel einzusteigen.

6 – Liebestanz

Das tantrische bewusste Liebesspiel muss gelernt werden, es kommt nicht von selbst. Wichtig ist, dass Paare diese Kunst gemeinsam erlernen. Es sollte ein gegenseitiger Austausch zwischen den Partnern stattfinden. Die besten Ergebnisse einer solchen Art von bewusstem Liebesspiel oder besser »Liebestanz« können erzielt werden, wenn ein Partner die Rolle des Lehrers/der Lehrerin und der andere die Rolle des Schülers/der Schülerin einnimmt (spielt).

Bewusste Liebende bereiten sich geistig und körperlich auf ihr Liebesspiel, das Vergnügen, vor.

Der wichtigste Faktor ist die mentale Vorbereitung. Mentale Vorbereitung oder Rituale stellen sicher, dass der

Liebesaustausch der Partner nicht durch Stress oder Angst vor äußeren Faktoren gestört wird. Die bewusst Liebenden wenden ihre Gedanken von den weltlichen oder banalen Angelegenheiten ab und aufeinander zu. Sie praktizieren Atemtechniken, nährende Positionen mit subtiler Synchronisierung und Visualisierungen, um eine Geisteshaltung im Nirgendwo zu erreichen.

Für den Liebestanz ist auch der Ort sehr wichtig. Deshalb verwandeln bewusst Liebende, die eine hohe Form von Sex praktizieren, ihr Schlafzimmer in eine Art Tempel. Sie schmücken es mit Kunst, Kristallen, frischen Blumen, Aromen, Laken und Kissen in verschiedenen Designs, Farben und Texturen. Das hebt ihre Stimmung. Sie wissen, dass dieser Ort dem bewussten Liebesspiel dient, deshalb üben sie bewusst und häufig, ihre Meinungsverschiedenheiten außerhalb des Schlafzimmers auszutragen.

Körperliche Sauberkeit ist ein weiterer wichtiger Faktor beim bewussten Liebesspiel. Daher sollten sich die Partner vor Beginn des sexuellen Aktes gründlich reinigen. Denken Sie daran, dass das körpereigene Aroma oder der körpereigene Geruch, insbesondere sexuelle Gerüche, erotische Qualität haben, und verwenden Sie nach dem Baden oder Duschen keine zu starken Deodorants oder Parfüms.

Sie sollten für Ihren Liebhaber gut aussehen und frisch wirken. Achten Sie also auf Ihr Aussehen, ohne es zu maskieren, und bleiben Sie natürlich. Für die Männer heißt das auch, dass sie sich ab und zu die Finger- und Fußnägel schneiden und diese in Form bringen sollten. Frauen mögen gepflegte Männerhände und -füße.

Drei Schritte zur Steigerung des Liebestanzes

Küsse

Die Bandbreite der Küsse variiert vom seelenerschütternden Erlebnis bis zum oberflächlichen Klopfen auf die Wange. Bewusste Liebespartner sollten sich auf alle sieben Zentren (Chakren) hinten und vorn küssen. Aber auch jeder andere Körperteil kann geküsst werden. Die Vielfalt der Küsse reicht dabei von den flachsten (oberflächlichsten) bis zu den tiefsten, vom leichtesten Druck bis zum härtesten, von weichen Lippen bis zu festen Lippen. Um den Energieaustausch zu fördern und die sexuelle Lust zu steigern, sollten die bewusst Liebenden üben, ihre Gesichts- und Kiefermuskeln entspannt zu halten. Die Lippen sollten flexibel und weich sein.

Bei Mund-zu-Mund-Küssen können vier Kussmethoden unterschieden werden:

- **Zungenkuss**
  Hier wird die Zunge benutzt, um die Lippen des Liebhabers zu lecken, die Zunge des anderen zu streicheln, die innere Wange zu berühren oder den oberen Gaumen zu erkunden.
- **Lippenkuss**
  Hier küssen die Partner die trockenere und rauere (Yang) Außenseite der Unter- und Oberlippe des anderen sowie die feuchte und weiche (Yin) Innenseite der Ober- und Unterlippe des anderen.
- **Pustende Küsse**
  Sie sind eine Art Ein- und Ausatmung gegen die

Lippen des Partners oder die Chakra-Bereiche (Energiezentren).

- **Liebesbisse**
  Liebesbisse werden auf die Außen- und Innenseite der Unter- und Oberlippen des jeweils anderen übertragen. Die Bisse sollten von Yin zu Yang gegeben werden und Yang sollte in diesem Fall etwas sanfter sein, wenn er seine Liebesbisse zu Yin gibt.

Im Liebestanz ist das Küssen ein wichtiger Schritt, der zu einem schönen Austausch von Yin und Yang führt, indem man gegenseitig Küsse empfängt und gibt. Die Frau sollte den Mund ihres Liebhabers nehmen und alle oben erwähnten Techniken anwenden, dann sollte sie ihrem Liebhaber ihren Mund zu seinem und ihrem Vergnügen geben. Auf diese Weise können sowohl Frauen als auch Männer die freudige Fahrt der Küsse genießen. Im bewussten Liebes-Tantra-Stil wechseln die Partner regelmäßig die Rollen als aktive und empfangende Liebende.

Berührung des Bewusstseins

Beim bewussten Liebesspiel ist die Berührung ein primäres Mittel, um die Energie in den geliebten Menschen zu lenken und zu erwecken. Unsere Körper sind Gefäße großer Lebenskraftenergie und Strom. Solange wir atmen und leben, strahlen wir jene Energie und jenen Strom aus, die von anderen als energetisches Feld oder Aura empfunden wird.

Versuchen Sie dies: Wenn Sie Ihren Liebhaber das nächste Mal berühren, stellen Sie sich vor, dass ein energetisches

Glühen aus Ihren Fingern und Händen kommt. Sie werden erkennen, dass Sie sich auf einer tieferen Ebene mit ihnen verbinden werden. Bewegen Sie dann Ihre Hände und Finger, indem Sie Ihren Geliebten in Kreisen, Spiralen, Kreuzen oder Dreiecken usw. berühren. Sie können die Haut des anderen auch vorsichtig zusammendrücken, kneten oder sanft kneifen. Vergessen Sie nie, dass bewusstes Lieben keinen Sadismus oder Masochismus fördert, denn es ist ein Liebestanz, kein Kampf.

Ihre Berührungen sollten wie Küsse mit der Hand sein.

Auch hier ist die bewusste Teilnahme beider Partner als Empfänger und Geber erforderlich, um die verschiedenen Arten der Berührung zu üben.

Hierzu ein Beispiel: Wenn ein Mann eine sanfte Umarmung mit der Handfläche über dem Rücken seiner Geliebten und bis hinunter zu ihrem Gesäß anbietet, das weiche Fleisch ihres Gesäßes drückt und zu ihren Oberschenkeln weitergeht, ist er sich der Tatsache bewusst, dass er handelt, um ihr Vergnügen zu bereiten, sie zu erregen, ihre Leidenschaft oder ihren sexuellen elektrischen Strom zu wecken. Aber wenn sie nicht bewusst empfänglich ist, wird nichts passieren – egal wie gut seine Berührungstechnik ist –, weil ihr Geist kilometerweit entfernt ist.

Das bedeutet, dass der Empfänger sich der angebotenen Gegenwart ebenso bewusst sein muss, wie der Geber sie anzubieten hat. Am Ende geht es darum, dass der Verstand die Berührung lenkt, sie aber auch annimmt.

Anmerkung: Sie können den Handballen, die Basis Ihrer Finger und die Fingerspitzen verwenden, um Energie und körperliche Empfindungen auf den empfangenden Liebhaber zu übertragen.

♀ ♂ Bewegungen

Wenn Küssen der Weg des Mundes ist und Berührungen der Weg der Hände, dann ist die Bewegung des Beckens der Weg, auf dem die Yoni (Vagina) und der Lingam (Penis) ihre Liebe zeigen.

Manche Frauen fühlen sich am Anfang vielleicht gehemmt oder peinlich berührt, wenn sie mit verschiedenen Beckenbewegungen als Yang die Hauptrolle spielen sollen, da es dem Mythos, was die Rolle der Frau sein sollte, entgegensteht. In gleicher Weise könnten sich Männer in der empfänglichen Yin-Rolle unwohl fühlen, weil viele Männer ihre Männlichkeit danach bemessen, dass sie die Hauptrolle beim Sex oder Liebesspiel übernehmen. Wenn eine Frau die aktive Rolle beim Liebesspiel übernimmt, fühlen sich ultra-maskuline Typen daher häufig bedroht.

Aber: Auch Männer, die viel Sex haben, werden die Liebe einer Frau nicht wirklich kennenlernen oder empfangen, wenn sie in ihren Gedanken nicht flexibel sind.

Ich habe erfahren, welch Freude es ist, sich zurückzulehnen und sich lieben zu lassen. Wenn Männer diese Freude spüren, wird es für beide Partner eine hocherotische Erfahrung.

Sehen Sie es so: Wenn eine Frau mit einem Mann Liebe macht, zeigt sie ihm, was ihr am angenehmsten ist, und befriedigt ihn gleichzeitig. Diese Handlung kann sehr beruhigend sein und ist wie eine sexuelle Heilung, da er sein männliches Yang-Ego für einige Zeit loslassen und den tantrischen sexuellen Fluss genießen kann.

Obwohl der Lingam (Penis) ein Yang-Organ ist, kann er beim Geschlechtsverkehr ebenso wie beim Küssen und Berühren sowohl Yin- als auch Yang-Energie manifestieren.

Geschwindigkeit ist die andere Art von Bewegung beim bewussten Liebesakt. Da die Tiefe der Penetration bewusst variiert wird, sollte auch die Geschwindigkeit bewusst von der langsamsten zur schnellsten variiert werden. Auch Nicht-Bewegung kann beim gemeinsamen bewussten Liebesspiel eine wichtige Rolle spielen, da sie die höchste Yin-Geschwindigkeitsstufe ist. Dennoch gibt es ein Geheimnis, wie die Liebenden oder Partner die Nicht-Bewegung kraftvoll zum Yang machen können. Wenn sich der Mann in der Yoni (Vagina) befindet, sollte er seinen PC-Muskel anspannen, beugen oder drücken, während sich sein Lingam (Penis) in bewegungsloser Position befindet. In ähnlicher Weise kann eine Frau auch üben, ihren Liebesmuskel durch ihre innere Pressbewegung zu beeinflussen, wenn sich der Lingam in ihrer Yoni befindet. Dies wird ihr Vergnügen bereiten und auch ihren Partner/Geliebten erfreuen.

Eine weitere Bewegung, die das Vergnügen beeinflusst, ist der Eintrittswinkel. Diese Bewegung ermöglicht es der Yoni, eine Gefühlsebene zu erfahren, die sie vielleicht noch nicht kannte, und ermöglicht dem Lingam, mit Orten in Kontakt zu treten, die er vielleicht noch nie zuvor gesehen hat. Sie müssen üben, entdecken und experimentieren, welche Winkel Ihrem Partner/Liebhaber und Ihnen selbst am besten gefallen. Zu wissen, dass es sie gibt, ist eine wichtige Sache für beide Partner, um im Prozess des bewussten Liebesspiels zu wachsen und sich zu entwickeln.

7 – Fick-Positionen oder -Haltungen und der Höhepunkt

Im Folgenden stelle ich die vier besten und zugleich einfachsten und bequemsten Grundhaltungen für das bewusste Liebesspiel vor.

Den Anfang macht die klassische Haltung: horizontal mit dem Mann oben oder horizontal mit der Frau oben.

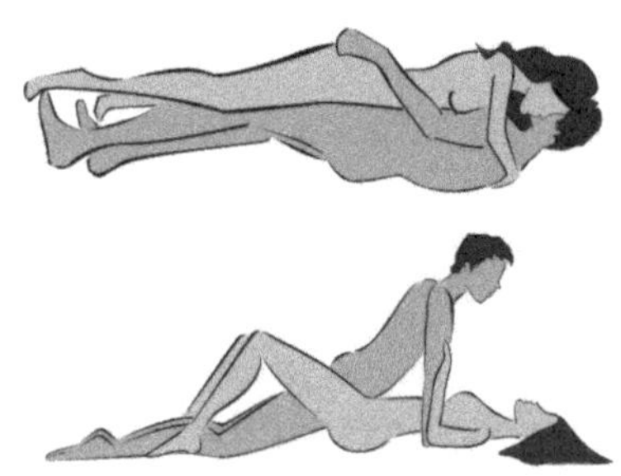

Dann kommt die seitliche Stellung, bei der sich Liebende oder Partner auch gegenseitig anschauen können.

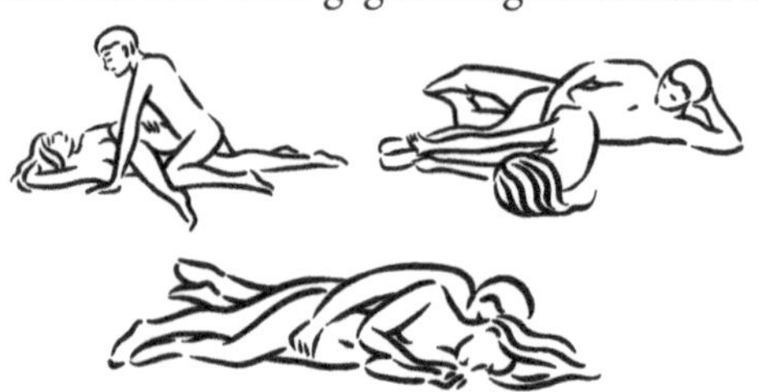

Es folgt die Position oder Haltung mit dem Mann hinter der Frau.

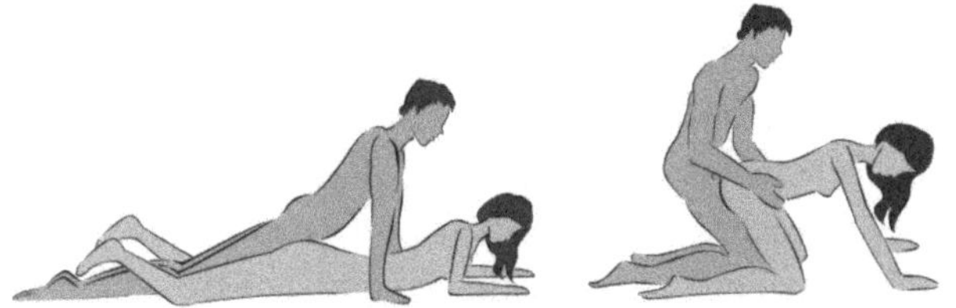

Schließlich haben wir diese einzigartige Haltung, die als »Yab Yum«-Position bezeichnet wird.

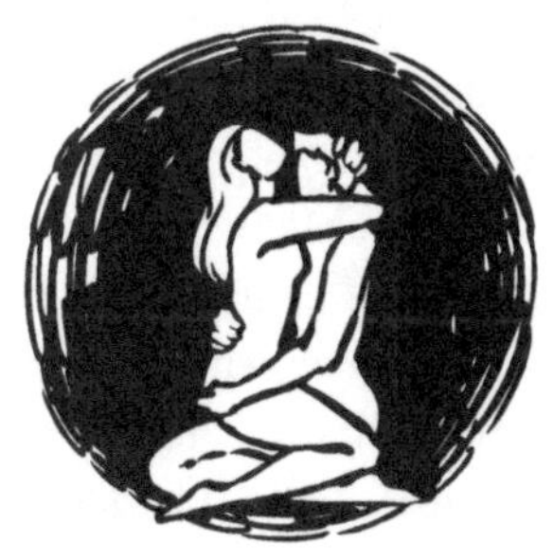

In dieser Position sitzen sich die beiden Liebenden oder Partner aufrecht gegenüber. Der Mann ist im Schneidersitz, die Frau sitzt auf seinem Schoß, wobei ihre Beine auf beiden Seiten der Taille des Mannes liegen und ihn umschließen. (Eine andere Variante dieser Position ist, dass die Beine des Mannes und der Frau angewinkelt sind.) Der Mann stützt ihr Gewicht auf seine Oberschenkel. Die Sohlen ihrer Füße berühren sich hinter ihm.

Diese »Yab Yum«-Position oder -Haltung unterstützt wunderbar stimulierende Bewegungsformen wie Hüpfen, Kreisen und Schaukeln. Falls das Gewicht der Frau dazu führt, dass die Beine des Mannes steif werden oder einschlafen, kann sie dem Mann ein Kissen unter das Gesäß legen. Dadurch wird ein Teil des Gewichts von seinen Oberschenkeln genommen.

Auch bei den anderen Positionen ist es sinnvoll, Kissen zu benutzen, da sich beide Liebenden/Partner wohlfühlen sollten. Außerdem wollen Sie Ihren Liebsten/Ihre Liebste nicht zerdrücken, wenn Sie oben sind. Das Tragen von Körpergewicht ist eine wichtige und bewusste Überlegung in der Kunst des Liebesspiels, um müde oder verkrampfte Muskeln zu vermeiden.

Deshalb ist es ratsam, die acht »Gewichtsträger« zu integrieren, mit denen sich die Partner aus allen gestressten Positionen herausbewegen können. Die acht »Gewichtsträger« sind: Hände, Ellbogen/Unterarme, Knie und Füße.

Bewegen sich die Partner beim Liebesspiel zusammen und die Frau drückt oder presst sich an den Mann heran, um den engen Kontakt mit seinem Lingam aufrechtzuerhalten, oder drehen sich die Liebenden/Partner um beziehungsweise wechseln anderweitig ihre Positionen, dann schaffen sie dies mit Übung, ohne dass der Lingam die Yoni verlässt.

Liebesklänge

Normalerweise nehmen Menschen sexuelle Geräusche eher als schmerzhaft denn als freudvoll wahr. In der Tat kann es auf psychischer oder psychologischer Ebene durchaus Elemente von Schmerz in unserer Sexualität geben, die uns zum Schreien bringen, als wären wir verletzt. Durch die Praxis des bewussten tantrischen Liebens kann die Wahrnehmung der Liebenden jedoch das schmerzhafte und negative Programm verändern und überwinden.

Kommunikation hilft herauszufinden, welche Art von Liebesklängen oder Lustgeräuschen der richtige Liebesausdruck für Ihren Partner ist. Wenn die Partner mehr und mehr auf die sexuelle Kommunikation des anderen hören, werden sie allmählich die einzigartigen Liebesklänge aus dem Wesen des anderen ausgraben. Vergessen Sie nicht, dass die Klänge jedes Liebenden anders sind, deshalb müssen die Partner einander aufmerksam zuhören. Der Tonfall von Seufzen, Flüstern, Stöhnen und anderen Geräuschen während des Geschlechtsaktes sollte von den Partnern sorgfältig bedacht werden.

Der Höhepunkt

Der Höhepunkt des bewussten Liebesspiels oder Liebestanzes ist der Orgasmus. Im Allgemeinen stimmen die meisten Frauen darin überein, dass der Orgasmus ein magischer Moment ist. Es ist ein Moment der Transformation. Wenn das Shakti-Element einer Frau beim Orgasmus platzt, kann sie die Göttin in sich spüren. Gleichzeitig spürt ihr Liebhaber das Shiva-Gottes-Element in sich.

Während sich die sexuelle Energie der Frau auf einen Höhepunkt zubewegt, befindet sie sich in einem außerordentlich offenen Zustand. In diesem Moment kann der Mann seiner Geliebten heilende Kraft und innere Sicherheit geben. Seine Worte und verbalen Liebesbekundungen, die aus seinem Herzen kommen, werden besonders tief empfunden.

In ähnlicher Weise können Männer während des Höhepunktes oder Orgasmus durch Worte und Liebesbekundungen der Geliebten berührt werden. Das bedeutet, dass die Liebenden oder Partner während der schönen Zeit des Höhepunktes magische Momente der Verwandlung schaffen können, indem sie sie mit Affirmationen und Visualisierungen kombinieren.

Während des Orgasmus ist diese Art der Kommunikation sehr effektiv, weil die Worte direkt zum Herzen der Person gehen, die die Erfahrung des Höhepunktes macht. Wenn zum Beispiel ein Partner seiner/seinem Geliebten sagt, dass sie oder er schön ist, wird es einfach aufgenommen und akzeptiert, ohne zu urteilen. Das Ergebnis ist, dass diese Art positiver Affirmation dann für die Partner oder Liebenden zur neuen Realität werden kann und im Laufe der Zeit werden sie dies auch widerspiegeln.

Deshalb müssen Sie sorgfältig auswählen, welche Art von Worten, Affirmationen oder Visualisierungen Sie füreinander verwenden werden. Das süßeste aller Geschenke sind die Worte der Liebe und des Respekts, die zu einem geliebten Menschen in seinem ekstatischen Höhepunkt gesprochen werden.

Nach dem Höhepunkt

Männer sollten die nächsten Zeilen sehr sorgfältig und aufmerksam lesen und sie in die Praxis umsetzen: Wenn sowohl die Partnerin als auch der Mann Befriedigung erfahren hat – insbesondere wenn er im Laufe des Liebesaktes ejakuliert hat –, liegt energetisch noch viel Potenzial im Nachglühen des bewussten Geschlechtsaktes.

In der Zeit, nachdem ein Mann ejakuliert oder seinen

sogenannten Höhepunkt erreicht hat, ist nur noch sehr wenig seiner männlichen Energie oder Yang-Essenz vorhanden. Daher ist er jetzt am empfänglichsten für die Aufnahme von Energie von außen. Das tantrische bewusste Liebesspiel legt nahe, dass der Mann nach der Ejakulation im Innern seiner Geliebten bleiben sollte, auch wenn der Penis weich ist.

Lassen Sie es mich aus einer anderen Perspektive erklären. Direkt nachdem sowohl die Frau als auch der Mann einen Orgasmus erlebt haben, werden die Magnetfelder ihrer Auren erzeugt. Vor allem die Magnetfelder, die von Frauen erzeugt werden, entspannen sich weiter, breiten sich aus und zirkulieren im ganzen Raum. Männer neigen von Natur aus dazu, entweder aufzustehen, etwas zu tun oder schlafen zu gehen, aber dies ist eine Zeit, in der sie sich ausruhen und mit dem Magnetfeld oder den Magnetfeldern zusammen sein können. Die Männer sollten sich darauf trainieren, zu nisten, damit sie den geschaffenen Magnetfeldern ermöglichen, sich in ihre Auren und physischen Körper zu drehen.

Im Gegensatz zum männlichen Orgasmus oder Höhepunkt, der normalerweise auf den Beckenbereich beschränkt ist, breitet sich der weibliche Orgasmus oder Höhepunkt im ganzen Körper aus. Dieser Effekt kann bei ihr einige Stunden anhalten.

Einige Männer könnten besorgt sein, dass durch das Nisten oder durch das Verbleiben in der Yoni nach der Ejakulation ihre Männlichkeit beeinträchtigt werden könnte, sie dadurch weniger männlich werden könnten.

Aber die Wahrheit ist: Wenn sich der Mann in den Magnetfeldern einnistet, wird seine Aura stärker und seine sexuelle Energie potenter.

Nisten bedeutet auch, dass der Mann in der Nähe der Frau bleibt, sie berührt, streichelt und bei den Emotionen und körperlichen Empfindungen nach dem Orgasmus dabei ist. Diese Praxis intensiviert die Alchimie und die Magie des Liebes- oder Geschlechtsaktes sowohl für die Frau als auch für den Mann.

Wichtig ist, dass sich die Partner nach dem Orgasmus gegenseitig festhalten und gemeinsam entspannt tief in den Bauch atmen, um das oben erwähnte energetische magnetische Elixierfeld um sie herum zu erzeugen.

8 – Sex-Typen

Energetische Typen

Sie werden durch Neckereien, Vorfreude und Raum angetörnt. Das beste Futter für energetische Typen ist es, sie kaum zu berühren. Vielmehr erregt sie das Spiel um ihre Aura. Die Partner können mit den Energiezentren (Chakren) der energetischen Typen spielen und sie geil machen oder gar orgasmische Empfindungen hervorrufen – zum Beispiel durch leichte Berührungen der Wangen und des Wangenknochens, auch hinter den Ohren.

Wichtige Vorlieben energetischer Typen sind: Augenkontakt, gemeinsame Atmung plus Atemspiel am Körper. Der sensible energetische Typ liebt alles, was emotional in Verbindung mit dem Herzen steht. Die »Schattenseite« der energetischen Typen ist, dass sie egoistisch sind und glauben, sich auf einer höheren Ebene zu befinden als andere Typen. Außerdem können sie spüren, was im Verstand ihres Partners vor sich geht. Wenn es zwischen den Partnern während des Geschlechtsverkehrs keine emotionale Harmonie gibt, dann kann dieser Faktor die Erregung der energetischen Typen zurückdrängen. Keine ruckartigen Bewegungen während des sexuellen Aktes bei energetischen Typen.

Sinnliche Typen

Diese Typen müssen mit allen Sinnen befriedigt werden: Schmecken, Riechen, Hören, Sehen und das Fühlen der Schönheit in allem kann sie anmachen. Haut, Muskeln, Konturen und Körperformen müssen berührt werden oder die Hände müssen sich rund um den Körper bewegen, um die Energie der sinnlichen Typen hoch zu halten. Eine große Feder kann als Werkzeug benutzt werden, um beispielsweise über die nackte Haut von sinnlichen Typen gezogen zu werden. Spezielle Körperhandschuhe oder Eiswürfel können verwendet werden, um auf ihrer Haut zu spielen. »Schattenseite« der sinnlichen Typen sind die laufenden Imaginationen (Gedankenfilme), weil ihre Gedanken ständig und mit hoher Geschwindigkeit in Bewegung sind. Ihre Gedanken sind überall verstreut, was sie davon abhält, die Empfindungen in ihrem Körper zu spüren. Dann machen sie sich zum Beispiel Sorgen über Körperflüssigkeiten, Gerüche oder das Öl, welches für den sexuellen Akt verwendet wird. Also, liebe Partner: Legen Sie ein großes Handtuch für den Liebesakt bereit und duschen oder baden Sie zuvor. Dann kann der Orgasmus keine Spielchen mit den sinnlichen Typen spielen, indem er mal da ist, dann plötzlich wieder zurückweicht. Sanftes Spielen und Berühren hilft diesen Typen, wieder im sexuellen Akt zu sein!

Sexuelle Typen

Sie tun es nur, wenn sie heiß sind! Sie lieben Sex und haben Spaß im Bett und sind weniger komplex. Für sexuelle Typen bedeutet Sex Geilheit, Penetration und Orgasmus, im Sinne von: Verschwenden wir keine Zeit, springen wir ins Bett, haben wir Sex und machen uns gegenseitig glücklich. Sexuelle Typen sind zielorientiert. Wenn sie nicht kommen und nicht genug Sex bekommen, werden sie mürrisch. Sie mögen die Berührung direkt an ihren Genitalien. Sich nackt vor ihnen zu zeigen, ist großartig. Wenn Sie nackt sind und Ihre Genitalien berühren, ist das ein Schlüssel, um sexuelle Typen geil zu machen. Visuelles funktioniert einfach erstaunlich gut mit ihnen. Die »Schattenseite« sexueller Typen ist, dass sie die Spielzeit und das Spielzeug vergessen. Sie denken nur an Penetration und Orgasmus. Eine Erweiterung der Definition von Sex würde diesen Typen guttun.

Versaute Typen

Dieser Typ ist stets auf der Suche nach neuen, ungewöhnlichen Erfahrungen, er will seine Grenzen austesten, Tabus brechen. Dies kann sowohl auf der psychologischen Ebene geschehen (zum Beispiel in Form von Macht-/Rollenspielen) als auch durch Grenzüberschreitungen auf der physischen Ebene (zum Beispiel in Form von Bondage oder Schmerzerfahrungen). Psychologische Typen lieben das Gefühl: Ich hab dich jetzt. Du bist mein Sklave und kannst nichts tun. Jetzt hast du nur die Wahl, das Vergnügen, das ich dir bereite, einfach hinzunehmen. Physische Typen wollen die Kontrolle haben und werden diese durchsetzen, auch indem sie den Partner zum Beispiel versohlen oder peitschen. Bei diesen Sextypen ist auch eine einengende Philosophie im Spiel, zum Beispiel wollen sie festhalten und Bewegungen einschränken. Die »Schattenseite« besteht darin, dass sie sich häufig für die Dinge, die sie tun, schämen und sie mit niemandem teilen wollen. Manche fühlen sich nicht wohl in ihrem Körper und schämen sich für ihn oder leiden an inneren Schuldgefühlen. Um erregt zu werden, sind sie oft auf ganz bestimmte Reize fixiert. Gut für versaute Typen ist es, eine verantwortliche Person zu finden, die diese Dinge mit ihnen teilt und eine gewisse Flexibilität in ihrer Wahrnehmung mitbringt.

Gestalten(Form-)wandler

Sie vereinen alle vier Sextypen in sich und wollen auch alle Seiten von Zeit zu Zeit ausleben. Sie halten sich für Superhelden oder Sex-Meister und brauchen Abwechslung. Es gibt nichts, womit sie beim Sex nicht umgehen können, sie lieben Überraschungen. Sie sind sehr anspruchsvoll und intelligent. Ihre »Schattenseite« ist, dass sie dazu neigen, sich selbst zu vergessen, und zögern, ihren Partnern zu sagen, was sie wirklich wollen und brauchen. So versuchen sie, es ihrem Partner recht zu machen, und ignorieren dabei oft ihre eigenen Wünsche. Dadurch verlieren sie zu viel Energie, weil sie einfach nur geben, anstatt sich auch Raum für sich selbst zu nehmen. Dieser Mangel an Klarheit führt dazu, dass sie sich langweilen und die Tendenz haben, ihre Partner zu betrügen. Deshalb ist es für Gestalten(Form-)wandler wichtig, ihren Partnern klar ihre Bedürfnisse und Wünsche zu kommunizieren.

Wichtige Tipps für Liebende/Partner

- Füttern Sie die sexuellen Typen.
- Sprechen Sie über die sexuellen Typen.
- Heilen Sie die sexuellen Typen und erweitern sie dann.

Die Menschen verhungern in ihrer Erotik, weil sie nicht gefüttert werden. Genährt zu werden, bedeutet, den sexuellen Typen das zu geben, was sie wollen. Das bedeutet, dass es unsere Verantwortung als Partner ist, in die sexuellen Typen unserer Lieben einzutauchen und die entsprechenden Werkzeuge und Techniken zu nutzen, um sie anzumachen und erotisch aufzuladen. Drücken Sie klar aus, was Sie nähren kann. Kommunizieren Sie mehr miteinander.

Finden Sie Ihre Liebessprache und die Ihres Partners heraus, indem Sie etwas aktiver und bewusster sind. Ebenso wichtig ist, es, zu akzeptieren, wo Sie stehen, und Ihre »Schattenseite« zu akzeptieren. (Bitte lesen Sie diese noch einmal bei »Ihrem« Typ nach.) Seien Sie mitfühlend gegenüber Ihrer Schattenseite und führen Sie ein Gespräch mit diesem Aspekt Ihres Selbst, ohne zu urteilen. Seien Sie offen und hören Sie mit Ihrem Herzen. Die Heilung eines sexuellen Typen kann Zeit brauchen. Seien Sie also bitte geduldig mit sich selbst. Wenn das Nähren, Sprechen und Heilen vorbei ist, dann ist es an der Zeit, zu expandieren und herauszufinden, was für eine Mischung aus sexuellen Typen Sie und Ihr Partner sind. Expansion ist wie das Erlernen einer neuen Fremdsprache. Üben, üben, üben und Ihre andere Seite berühren. Nehmen Sie diese Informationen und setzen Sie sie in die Tat um, damit Sie die richtige Art von Transformation bewirken können.

9 – Körpersprache

Umarmen

Der erste Schritt zum bewussten Liebesakt beginnt mit einer »schmelzenden Umarmung«. Eine lange und tiefe Umarmung kann für die Liebenden oder Partner den Zauber bewirken, sich miteinander zu verbinden. Obwohl die Umarmung ein natürlicher, ursprünglicher Akt des Körpers ist, sind sich viele Menschen dessen nicht bewusst. Denken Sie daran, wie oft Liebende sagen: »Bitte, halt mich einfach fest.« Umarmen ist wichtig. Gute Umarmungen sind therapeutisch. Wenn wir älter werden, entwickeln wir als Erwachsene eine Abwehrhaltung als Schutz um uns herum und in uns, die uns daran hindert, die Dinge intensiv zu erleben. Erinnern Sie sich daran, dass Sie verschiedene Arten von Blockaden erleben werden, die aus Ihrem inneren Raum heraus entstehen, wenn Sie beginnen, sich auf dem

Pfad des bewussten Liebesspiels oder des hochintensiven Sex zu bewegen. Diese Umarmungen vermitteln Liebenden das Gefühl des Wohlbefindens und der Sicherheit, das jedem Partner die Tür des Vertrauens öffnet.

Hinweis: Wenn Sie gerade keinen Partner oder keine Partnerin haben, können Sie Selbstumarmung vor dem Spiegel praktizieren.

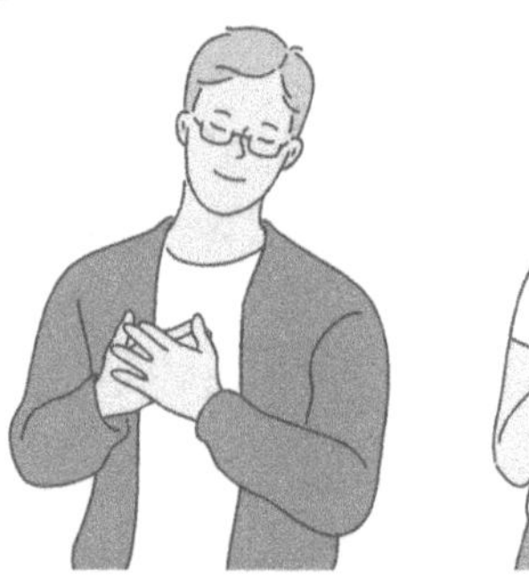

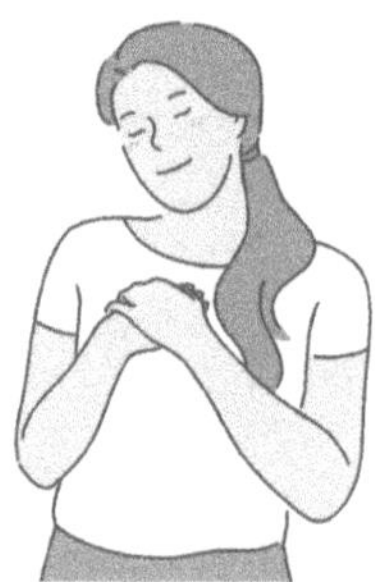

Praxis

Führen Sie diese Übung vorzugsweise mit Ihrem Partner durch. Atmen Sie tief in den Bauch ein und aus. Umarmen Sie sich etwa drei Minuten lang und erforschen Sie Ihre Gefühle dabei. Seien Sie ganz natürlich, versuchen Sie nicht, etwas Besonderes daraus zu machen. Dann trennen Sie sich zärtlich von sich selbst oder Ihrem Partner/Ihrer Partnerin. Schließen Sie für einige Sekunden die Augen und prüfen Sie, wie es sich angefühlt hat. Ist ein Widerstand aufgetreten? Hatten Sie das Gefühl, dass irgendein Teil Ihres Körpers steif war? Haben Sie den Atem angehalten? Fühlten Sie sich bewacht oder unruhig? Wenn ja, warum?

Drückt dies vielleicht eine gewisse Angst vor Intimität aus, bewusst oder unbewusst, die Sie erkunden wollen? Was ist mit Ihrer Partnerin / Ihrem Partner? Prüfen Sie, was Sie für sie oder ihn empfunden haben.

Setzen Sie sich dann einander gegenüber. Partner A teilt ehrlich mit, was er/sie gefühlt hat – sowohl über sich selbst als auch über Partner B. Partner B sollte aufmerksam und offen zuhören. Tauschen Sie dann die Positionen und Partner B ist an der Reihe.

Einige typische Antworten nach dieser Übung sind:

a) »Ich fühlte mich unbehaglich, sodass ich mich nicht entspannen konnte.«
b) »Du hast mich umhüllt wie eine sanfte Wolke und ich schmolz dahin.«
c) »Ich hatte das Gefühl, du wolltest mich packen.«
d) »Du warst empfänglich. Ich fühlte, dass ich dir vertrauen kann.«

Es gibt zwei Arten von Umarmungen, die sich Partner/ Liebhaber gegenseitig geben:

- **Donald Duck-Umarmung**
  Die Partner kommen in einer umarmenden Haltung wie zwei Cartoon-Enten zusammen. Die Becken sind nach hinten gekippt, nur die oberen Körperteile berühren sich bei der Umarmung. Dies vermittelt das Gefühl: »Okay, lass uns freundlich sein, aber lass uns nicht zu nahe kommen.« Ein bewusstes saftiges Liebesspiel oder ein sexueller Akt von hoher Intensität erfordert mehr als nur

eine Donald-Duck-Umarmung. Die Partner oder Liebenden sollen eine herzliche und am ganzen Körper wohltuende Umarmung erleben.

Der Begriff, den ich gern für diese Art von Umarmung verwende, lautet:

- **Schmelzende Umarmung**
  Die Partner stehen sich gegenüber. Begrüßen Sie einander von ganzem Herzen. Gehen Sie dann langsam aufeinander zu, halten Sie Blickkontakt. Atmen Sie und bleiben Sie so entspannt wie möglich. Ihre Atmung sollte tief und voll sein. (Im nächsten Kapitel lernen Sie die sanften Atemtechniken für das Liebesspiel.) Wenn Sie sich einander nähern, öffnen Sie Ihre Arme in einer einladenden Geste, wobei Ihre Handflächen zueinander geöffnet sind. Berühren Sie die Brust des anderen und schlingen Sie dann langsam sanft Ihre Arme umeinander. Das Ziel dabei ist nicht, sich gegenseitig zu zerdrücken. Lassen Sie Ihre Hände spüren, dass sie wirklich Fleisch, Knochen und Muskeln halten. Lassen Sie Ihr Becken sich entspannen und bewegen Sie sich vorwärts, berühren Sie das Becken Ihres Partners. Lassen Sie Ihre Oberschenkel und Bäuche aufeinandertreffen. Versuchen Sie, Ihre Knie leicht gebeugt zu halten, um Gleichgewicht und Bodenhaftung zu verbessern. Lassen Sie Ihre Körper sich entspannen, damit Sie miteinander verschmelzen können. Dies

ist auch eine Art Nisten für Partner. Achten Sie nach ein oder zwei Minuten auf das Atemmuster Ihres Partners. Lassen Sie Ihre eigene Atmung mit der Atmung Ihres Partners harmonisieren, sodass Sie gemeinsam ein- und ausatmen können. Mit der Übung kommt die Mühelosigkeit. Bei dieser Übung geht es darum, einander willkommen zu heißen, zu empfangen, zu genießen und sich ineinander aufzulösen.

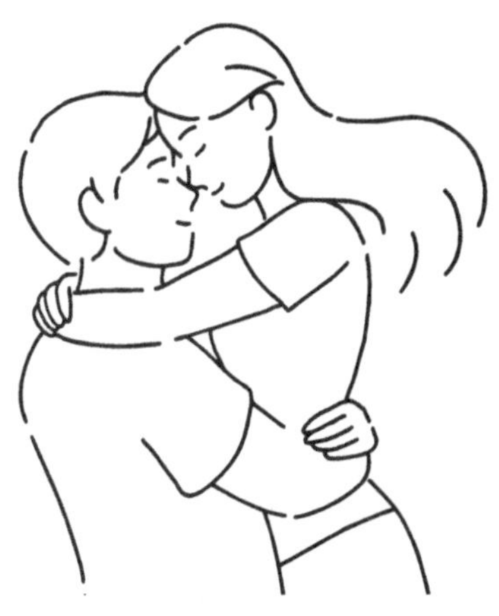

Hinweis: Es mag an dieser Stelle im Buch unnötig erscheinen, Vorschläge zum Umarmen zu erhalten, aber diese einfache Aktivität kann in eine Fähigkeit für hochintensiven bewussten Sex oder Liebesakt umgewandelt werden. Wenn Sie die »schmelzende Umarmung« mit Ihrem Partner so oft wie möglich praktizieren, dann werden Sie allmählich herausfinden, dass zwischen Ihnen und Ihrem Partner oder Liebhaber eine wohltuende Energie fließt. Wenn Sie gerade Single sind, dann erzeugen Sie die gleiche Art von Gefühl, indem Sie sich auf einer weichen Decke oder einem großen Kissen auf Ihrem Bett zusammenrollen.

Sexuelle Ängste und schmelzende Umarmung

Eine große Zahl unserer negativen Emotionen fällt unter die Kategorie »sexuelle Ängste«. Bei diesen Ängsten handelt es sich um Tabus und Einstellungen, die von Eltern, Lehrern, Geistlichen oder Fachleuten und der Gesellschaft von Generation zu Generation weitergegeben werden. Diese sexuellen Ängste ersticken Spontaneität, Lust und Energie. Sie enthalten alle möglichen falschen Vorstellungen darüber, was es bedeutet, Sex oder ein Liebesspiel zu erleben. Diese Ängste halten Partner oder Liebende davon ab, sich zu öffnen und auszudrücken, was wirklich in ihnen geschieht.

Die gute Nachricht: Wenn Sie die Methode der »schmelzenden Umarmung« praktizieren und dann eine offenherzige Kommunikation mit Ihren Partnern oder Liebhabern haben, werden Sie nach und nach die sexuellen Ängste überwinden und dann das saftige, hochintensive bewusste Liebesspiel genießen. Ein Geheimtipp: Wenn die Atmosphäre um Sie beide zu schwer und zu ernst geworden ist, dann rennen oder bewegen Sie sich durch den Raum, springen Sie auf und ab, strecken Sie sich, machen Sie Geräusche, schütteln Sie die Schultern und lockern Sie sich.

Dehnung

Das Geheimnis des Vergnügens ist die Dehnung der Körpergelenke. Sie und Ihr Partner/Ihre Partnerin/Liebhaberin können eine schöne Zeit miteinander verbringen und genießen, während Sie die Knöchel- und Kniegelenke, die Muskeln, die den Beckenboden mit dem Hüftknochen verbinden, und die Hüftgelenke selbst dehnen.

Vorteile

Die Praxis des Dehnens hilft Ihnen, einen Dialog zwischen Ihren beiden Körpern zu entwickeln, indem Sie lernen, zu vertrauen, Führung zu übernehmen und zu folgen, loszulassen und einen gemeinsamen Rhythmus zu finden. Vom körperlichen Standpunkt aus gesehen besteht der Zweck dieser Übung darin, Ihr Becken offener und flexibler zu machen, damit Sie die zuvor erwähnten Sex-Positionen genießen können und in den Genuss einer optimalen sexuellen Leistungsfähigkeit kommen.

Vorbereitungen

Spielen Sie sanfte rhythmische Musik. Für diese Dehnungsübung benötigen Sie Platz. Geben Sie sich ca. zwanzig Minuten Zeit für diese Übung.

Praxis

Setzen Sie sich nun mit gestreckten Beinen Ihrem Partner gegenüber auf den Boden. Ihre Fußsohlen sollten sich dabei berühren. Wenn Sie Knieprobleme haben, legen Sie ein kleines Kissen unter jedes Knie. Beugen Sie sich mit geradem Rücken von der Taille nach vorn, sodass sich ein Winkel von etwa 45 Grad ergibt, und umfassen sie das Handgelenk Ihres Partners. Halten Sie Augenkontakt und atmen Sie tief ein. Achten Sie darauf, dass Sie sich beide gut ausbalanciert und wohl fühlen. Beginnen Sie, sanft vor und zurück zu schwingen. Atmen Sie durch die Nase ein, wenn Sie sich nach hinten beugen, und durch den Mund aus, wenn Sie sich nach vorn beugen.

Stellen Sie sich vor, dass Ihr Atem die Bewegung trägt. Benutzen Sie Ihre Stimme, um beim Ausatmen Seufzer, Grunzen und Laute auszustoßen, um auszudrücken, was Sie erleben. Testen Sie den Umfang Ihrer Hin- und Herbewegungen und stellen Sie fest, dass Ihre Bewegungen umso weiter gehen können, je tiefer Sie einatmen.

Während Sie mit dieser wippenden Bewegung experimentieren, halten Sie Ihre Wirbelsäule gerade und beugen Sie sich nur von der Taille aus. Halten Sie die Arme immer ausgestreckt. Es ist nicht wirklich eine Frage des Drückens und Ziehens, sondern eher eine Frage der Gewichtsverlagerung nach hinten und vorn. Halten Sie Ihren Nacken locker, indem Sie den Kopf von Zeit zu Zeit herumrollen. Denken Sie noch einmal daran, Geräusche zu machen, wenn Sie tief ausatmen.

Gehen Sie dann dazu über, sich von der Taille aus im Uhrzeigersinn und dann gegen den Uhrzeigersinn im Kreis zu bewegen. Diese Bewegung wird leicht zu einem rhythmischen Körpertanz und ist eine ausgezeichnete Vorbereitung für das körperliche Zusammenspiel von bewusstem Liebesspiel hoher Intensität. Die Bewegungen sollten im Fluss sein, also achten Sie darauf, in Bewegung zu bleiben. Stoppen Sie nicht. Spüren Sie, wie sich die Hüftgelenke, der untere Rücken und die Kniegelenke lockern. Dies wird dazu beitragen, das Becken beim Liebesspiel oder Sex zu entspannen.

Beenden Sie Ihre Übung allmählich mit einem Lächeln.

Wenn Sie fertig sind, kommunizieren Sie miteinander über das, was Sie in den letzten Minuten gefühlt haben. Stehen Sie dann auf, schütteln Sie Hände, Arme und Beine aus, schütteln Sie Ihre Hüfte und genießen Sie das prickelnde, aber entspannte Gefühl, wieder auf eigenen Füßen zu stehen. Wie fühlt sich Ihr Becken jetzt an?

Hinweis: Achten Sie darauf, dass Ihre Bewegungen bei dieser Übung wirklich aus der Taille und den Hüften kommen, nicht aus der Beugung des Rückens, welcher gerade gehalten werden soll. Übertreiben Sie nicht und überstrecken Sie sich nicht. Wenn Sie irgendwann das Gefühl haben, dass Sie zu weit gestreckt werden, sagen Sie einfach »nein«, »langsamer« oder »lockerer«. Vermeiden Sie es, sich gegenseitig zu heftig zu ziehen. Seien Sie sanft und respektieren Sie die Grenzen des anderen.

Kniebeugen

Eine sehr alte Übung, bei der man seine körperlichen Wurzeln mit Mutter Erde verbindet, indem man in die Knie oder in die Hocke geht.

Vorteile

Kniebeugeübungen sind besonders vorteilhaft für Frauen, die gern auf dem Mann sitzen, da sie die Oberschenkelmuskeln stärken und es der Frau ermöglichen, sich auf einfache Weise auf und ab zu bewegen. Die Hocke dehnt die Wirbelsäule, stärkt die Beckenboden- und Bauchmuskulatur, massiert den Darm, entspannt den Anus, lockert die Hüft-, Knie- und Sprunggelenke.

Vorbereitungen

Diese Praxis erfordert viel Platz für den Fall, dass Sie bei der Übung nach hinten fallen, während Sie versuchen, Ihr Gleichgewicht zu halten. Vermeiden Sie zu eng anliegende Hosen. Halten Sie Ihre Füße immer komplett flach auf dem Boden und schulterbreit auseinander, um die Beinmuskeln optimal zu dehnen. Wenn es anfangs schwierig ist, die Füße in der Hocke flach zu halten, können Sie die Fersen mit einem Polster anheben. Spielen Sie sanfte, leise rhythmische Musik und geben Sie sich ca. fünfzehn Minuten Zeit für diese Übung.

Praxis

Stellen Sie sich Ihrem Partner gegenüber und schauen Sie sich in die Augen. Halten Sie während der gesamten Übung, wann immer möglich, Augenkontakt. Lassen Sie sich langsam in die Hocke sinken, indem sie sich an den Händen halten. Atmen Sie tief durch die Nase ein und vollständig durch den Mund aus. Halten Sie Ihre Füße flach auf dem Boden, strecken Sie die Hände seitlich aus, berühren Sie nicht den Boden. Am besten ist es, wenn die Knie unter den Achseln ruhen, sodass Schultern und Brust locker bleiben. Lassen Sie Ihren Nacken und Kopf locker hängen. Beginnen Sie eine leichte Schaukelbewegung vorwärts und rückwärts. Testen Sie die Reichweite Ihres Gleichgewichts in beide Richtungen.

Lassen Sie beim Ausatmen einige entspannte Geräusche oder Seufzer los und merken Sie, wie Sie sich dabei noch mehr entspannen. Halten Sie diese Position für drei bis vier Minuten.

Stehen Sie nun nach drei bis vier Minuten gemeinsam auf, gehen bis zur Mitte runter und halten Sie die Position für eine Weile in der Mitte. Fühlen Sie Ihre Oberschenkel und den Nabelbereich, während Sie weiter durch die Nase einatmen und durch den Mund ausatmen. Halten Sie Augenkontakt zueinander. Machen Sie dies etwa drei bis vier Minuten lang.

Dann ändern Sie die Position, indem Sie nach oben gehen und oben eine stabile Position halten. Ziehen oder drücken Sie sich zusammen von der Taille aus und schieben Sie Ihr Becken nach hinten, während Sie fest auf den Füßen stehen. Testen Sie das Gleichgewicht und die Kraft Ihres Nabelzentrums in dieser ungünstigen Position. Denken Sie daran, sich während dieser Übung an den Händen zu halten und Ihr Gewicht gegeneinander auszubalancieren. Bleiben Sie eine Weile in dieser Position.

Hinweis: Bei dieser Praxis müssen Sie einander vertrauen und einfühlsam sein, damit Sie das erforderliche feine Gleichgewicht erreichen können. Haben Sie Spaß zusammen, halten Sie eine spielerische Haltung ein, um ein starres und unangenehmes Gefühl zu vermeiden.

Beckenkrümmung

Die Beckenkrümmung ist eine schöne alte tantrische Praxis zur Verbesserung des bewussten Liebesspiels. Das Becken ist Ihr Kraftwerk – der Ort, an dem Sie Ihre sexuelle Energie erzeugen, speichern und verteilen. Wenn Sie das Becken trainieren, kommen Sie vielleicht an einen Punkt, an dem Sie aufgestaute Emotionen, die mit Ihrer Erziehung und

Ihrer sexuellen Geschichte zusammenhängen, entspannen müssen. Dies wird Ihr Becken von den sexuellen Ängsten befreien und Ihre erotische Sensibilität erhöhen.

Vorteile

Die Beckenkrümmung erhöht Ihre Beckenflexibilität und bezieht Sie in die Rhythmen des Vorwärtsschiebens und Zusammenziehen ein, die für das energetische Liebesspiel grundlegend sind. Der Zweck der Beckenkrümmung besteht darin, das Becken langsam zu öffnen, wobei rhythmisches Schaukeln, ausdrucksstarke Klänge und Atmung die Energieladung um Ihr Sexualorgan herum intensivieren. Wenn die Beckenkrümmung richtig ausgeführt wird, profitieren Ihr Gesäß, Ihr Anus und Ihr Damm (Perineum) davon.

Vorbereitungen

In den vorangegangenen Übungen haben Sie eine Energieladung im ganzen Körper aufgebaut. Jetzt können Sie sich darauf konzentrieren, die Energie im Becken zu wecken. Sie werden wissen, wann das geschieht, weil Sie ein warmes, kribbelndes Gefühl im Beckenboden und in den Genitalien spüren werden. Sie werden das Gefühl haben, sich sexuellen Aktivitäten hinzugeben. Sie werden auch Ihre sexuellen Schwingungen spüren. Die Beckenkrümmung ist eine natürliche Art und Weise, Ihre eingebauten Muster erotischer Energie aufzuladen und freizusetzen.

Um bei dieser Praxis eine maximale Beweglichkeit des Beckens zu erreichen, ist es sehr wichtig, einen guten Augenkontakt aufrechtzuerhalten. Der Nacken sollte locker sein, der Hals entspannt und der Mund leicht geöffnet, um beim Seufzen und Schreien Töne von sich geben. Wenn sich das Becken öffnet und energetisiert wird, kommen häufig – wie bereits erläutert – lange unterdrückte Emotionen an die Oberfläche. Seien Sie nicht beunruhigt, wenn dies geschieht, denn es ist sehr natürlich. Vielleicht haben Sie Lust zu weinen, zu lachen oder vor Wut zu schreien. Lassen Sie diese Emotionen einfach heraus, während Sie weitermachen. Lassen Sie sich von ihnen nicht aus der Fassung bringen – die Befreiung wird heilend sein.

Für Beckenkrümmungsübungen kann Musik, wie zum Beispiel afrikanisches Trommeln, verwendet werden. Wichtig ist, dass Sie nicht von externen Quellen unterbrochen werden. Also suchen Sie sich einen ruhigen Ort für diese Übung und nehmen Sie sich zwanzig Minuten Zeit.

Praxis

Das Aufwärmen ist immer ein wichtiger Teil der Körperarbeit. Sie und Ihr Partner können durch den Raum gehen. Sprechen und wiederholen Sie das Wort »YAH« laut und energisch. Springen Sie fünf bis zehn Minuten lang zur Trommelmusik auf und ab und spüren Sie das Pulsieren in Ihren Füßen. Stellen Sie sich dann Ihrem Partner mit einem Abstand von ungefähr einem halben Meter gegenüber und halten Sie jederzeit guten Augenkontakt. Ihre Füße sollten schulterbreit stehen. Lassen Sie Ihre Arme locker an den Seiten hängen. Achten Sie darauf, wie Ihr Nacken mit der gesamten Wirbelsäule verbunden ist, damit Empfindungen und Bewegungen der Wirbelsäule bis in den Nacken- und Kopfbereich transportiert werden können. Beginnen Sie nun mit der bewussten Atmung in den Bauch. Entspannen Sie Ihren Genital- und Analmuskel. Während Sie dies tun, stellen Sie sich vor, dass Sie den ganzen Weg nach unten durch Ihren Bauch in Ihr Sexzentrum atmen.

Die wichtigste Zutat beim bewussten Liebesspiel hoher Intensität ist die Aufrechterhaltung des Kontakts miteinander mit einem Element subtiler Erregung.

Lassen Sie uns jetzt in die Vollen gehen. Beginnen Sie mit Ihrem Becken eine vorwärts und rückwärts schaukelnde Bewegung. Halten Sie Ihren Brustkorb und Ihre Wirbelsäule entspannt, aber gerade, wobei die Schaukelbewegung nur von Ihrem Becken ausgeht. Während Sie durch die Nase in den Bauch einatmen, stoßen Sie nach vorn, ohne die Beckenmuskeln anzuspannen. Lassen Sie das Zusammendrücken der Gesäßmuskeln sanft und leicht sein. Denn diese Vorwärtsstöße kultivieren das Gefühl, »danach zu streben … yeah« (intern den dynamischen sexuellen Impuls aufrechtzuerhalten).

Wenn Sie durch den Mund ausatmen, lassen Sie das Becken nach hinten fallen und entspannen Sie die Innenseite der Oberschenkel, des Gesäßes und der Beckenmuskulatur. Kultivieren Sie in dieser rückwärtigen Beckenbewegung das Gefühl des Loslassens. Nur Ihr Becken bewegt sich vor und zurück. Halten Sie Ihre Knie leicht gebeugt und ruhig. Es ist sehr wichtig, dass Sie sowohl die Bein- als auch die Knieposition während der gesamten Beckenkrümmung beibehalten. Schaukeln Sie mit starken Bewegungen vor und zurück, drücken Sie das Becken kräftig und lassen Sie es mindestens fünf Minuten lang los. Fügen Sie Ihre Stimme zu den Bewegungen hinzu und sagen Sie »YAH« auf sanfte, sinnliche Weise bei jedem Ausatmen und beim Zurückfallen des Beckens. Nach einiger Zeit des Übens werden Sie spüren, wie sich die Erregung aufbaut.

Nach und nach können Sie das Tempo beschleunigen, schneller und lauter werden, mit stärkerer Bewegung und immer intensiveren Tönen, als würden Sie sich dem Orgasmus nähern. Ihre Atmung kann in ein Keuchen übergehen, Ihre Geräusche können höher werden und vom Bauch in den Brustkorb steigen. Halten Sie das schnellere Tempo etwa drei Minuten lang bei.

Beginnen Sie dann mit der Abkühlung, indem Sie Ihr Becken langsam bewegen und die »YAH«-Lautstärke reduzieren. Nehmen Sie sich etwa zwei Minuten Zeit für Ihre Abkühlung.

Machen Sie eine Pause von fünf Minuten.

Nun können Sie einen neuen Zyklus beginnen, der sich allmählich wieder zu einem schnellen Tempo und einem Höhepunkt der Erregung aufbaut, dann verlangsamen, aber weitergehen und nicht stoppen. Fühlen Sie, wie die Welle aus Ihrem Becken durch Ihren Oberkörper, Hals und Kopf läuft. Fahren Sie mit der Bauchatmung, dem Augenkontakt und dem »YAH«-Geräusch fort.

Sie können dies etwa fünf Minuten lang tun.

Wenn Sie beide das Gefühl haben, dass die Zeit gut und ausreichend für diese Übung war, dann schließen Sie die Augen und konzentrieren Sie sich nach innen auf

Ihr Becken und Ihre Genitalien. Halten Sie Ihre Knie gebeugt und Ihr Becken entspannt. Achten Sie darauf, ob Sie Wärme, Pulsation, Vitalität oder ein Kribbeln spüren.

Bleiben Sie etwa drei Minuten lang in dieser Position.

Hinweis: Machen Sie die Beckenkrümmung dynamisch und lang genug, damit sich in Ihrem Körper eine echte Energieladung aufbauen kann. Am Anfang kann es zu viel für Sie sein, sich auf die Übung zu konzentrieren und sich ständig gegenseitig anzuschauen. Es kann mehrere regelmäßige Übungen dauern, bis Sie an den Punkt gelangen, an dem Sie die Sensibilität und Flexibilität des Beckens erfahren. Wenn Sie während dieser Übung nichts spüren, haben Sie vielleicht Verspannungen im Mund, im Hals oder im Nacken. Öffnen und entspannen Sie diese Bereiche, indem Sie bewusst Geräusche mit dem Mund machen. Diese Aktion erleichtert auch die Beckenbewegungen. Wenn es Ihnen schwerfällt, die ganze Zeit einen guten Augenkontakt mit Ihrem Partner aufrechtzuerhalten, können Sie zu Beginn die Augen abwechselnd offen und geschlossen halten.

Möglicherweise stellen Sie fest, dass Sie während der Übung Ihre Beckenempfindlichkeit verbessern können, indem Sie eine Hand leicht auf Ihren Schambereich legen, Ihre Genitalien und den Beckenboden locker umschließen und die andere Hand an die Basis Ihrer Wirbelsäule legen. Spüren Sie, wie diese Position das Gefühl vermittelt, gestützt und verwurzelt zu sein. Vergessen Sie nicht, während des Übens eine leichte, spielerische Erregung zur Stimulation eines Orgasmus beizubehalten.

10 – Sex und die Atmung

Bewusstes Liebesspiel oder Sex von hoher Intensität steht in direktem Zusammenhang mit der Atmung, weil die bewusste Atmung die Partner oder Liebhaber in den gegenwärtigen Moment bringt und ihre linke und rechte Gehirnhälfte ausbalanciert.

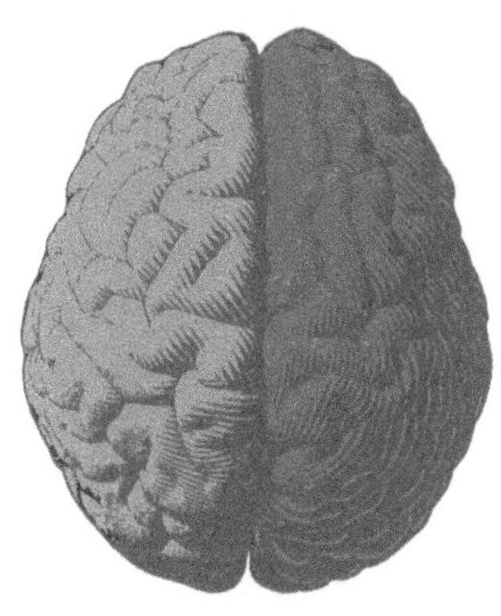

Im östlichen Tantra wird erwähnt, dass eine Person, die Atemkontrolle übt, die vitale Lebenskraft erhöhen kann. Wenn die Liebenden Atemtechniken wie die hier erwähnten praktizieren, können sie die Harmonie erreichen, die erforderlich ist, um die schöne Beziehung aufrechtzuerhalten und zu pflegen. Diese Atemtechniken verstärken auch den »Focus of Mind«. Atmen Sie also mehr und fühlen Sie mehr.

Lassen Sie uns beginnen:

Es ist sehr wichtig, sich immer auf den Bauch zu konzentrieren, wenn Sie die Atemtechnik üben, die auch »Bauchatmung« genannt wird. Das Prinzip besteht darin, dass man tief durch die Nase einatmet und den Bauch ausdehnt. Wenn Sie ausatmen, atmen Sie vollständig durch den Mund aus und ziehen den Bauch zusammen. Ein- und Ausatmung bilden auf diese Weise einen Zyklus.

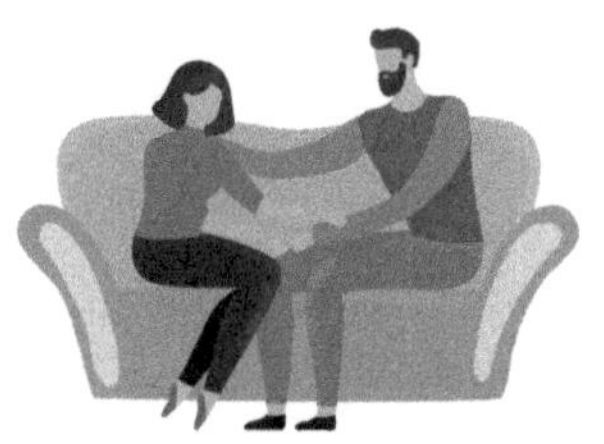

1) Die Hierarchie des Atems

Setzen Sie sich bequem nebeneinander oder allein hin. Fangen Sie an, durch die Nase in den Bauch einzuatmen, sodass Ihr Bauch nach außen gedehnt wird, und zählen Sie »eins". Dann atmen Sie durch den Mund aus, wobei sich Ihr Bauch nach innen zusammenzieht. Sie können weitermachen, indem Sie bei der Einatmung bis drei oder maximal vier zählen. Die Ausatmung erfolgt immer einmal vollständig durch den Mund, nachdem jede Einatmung gezählt wurde. Wiederholen Sie dies fünf Mal = fünf Zyklen. Entspannen Sie sich und fühlen Sie die Empfindung in Ihrem Gehirn und in Ihrem Körper.

2) Atemtechnik mit offenem Mund und offenen Augen

Setzen Sie sich bequem Ihrem Partner/Liebhaber zugewandt hin, halten Sie einen guten Augenkontakt und konzentrieren Sie sich auf das linke Auge Ihres Partners (unsere Herzorganseite). Öffnen Sie nun den Mund (der Mund beider Partner sollte leicht geöffnet sein). Beginnen Sie dann mit dem Ein- und Ausatmen durch den Mund, wobei langsam ein zirkuläres Atemmuster zwischen Ihnen beiden entsteht.

Üben Sie dies etwa drei Minuten lang ununterbrochen und beobachten Sie, welche emotionalen Schichten sich öffnen. Denken Sie immer an das Prinzip der Bauchatmung. Nach drei Wochen Übung können Sie diese Atemtechnik mit offenem Mund und offenen Augen während des Liebesaktes üben. Beurteilen Sie Gefühle nicht, wenn sie auftauchen, sondern lassen Sie sie einfach vorbeiziehen.

3) Hridaya-(Herz)-Atemtechnik

Setzen Sie sich bequem einander gegenüber, halten Sie einen guten Blickkontakt. Legen Sie dann die linke Hand auf die Herzregion Ihres Partners, Ihr Partner sollte das Gleiche bei Ihnen tun. Dann legen Sie beide jeweils Ihre rechte Hand auf die linke Hand Ihres Partners. Auf diese Weise schaffen Sie eine tiefe zirkuläre Herzkörper-Energiefeldverbindung um den jeweils anderen. Verschieben Sie nun den Fokus nur auf das linke Auge des jeweils anderen. Beginnen Sie abwechselnd mit der Bauchatmung. Das bedeutet, wenn Partner A beginnt, durch die Nase einzuatmen, sollte Partner B durch den Mund ausatmen. Wenn Partner A dann durch den Mund ausatmet, sollte Partner B mit der Einatmung durch die Nase beginnen. Damit ist ein Hridaya-(Herz)-Atemzyklus abgeschlossen. Führen Sie fünf Zyklen durch. Spüren Sie die Hand und das Herz des anderen, wenn Sie ein- und ausatmen.

4) Sex-Gehirnbad-Atemtechnik

Diese Atemtechnik dient dazu, die Sexenergie von Ihren Genitalien in Ihr Gehirn zu verlagern. Das Ergebnis dieser Praxis speziell für Männer ist die »Verzögerung der

Ejakulation« und »verlängerte sexuelle Erfahrung« für die Liebhaber oder Partner. Auch die Orgasmuskraft kann durch diese Atemtechnik gesteigert werden.

Setzen Sie sich bequem nebeneinander. Atmen Sie durch die Nase tief in den Bauch ein und kontrahieren Sie Ihren PC-Muskel oder Damm (Perineum). Halten oder pausieren Sie drei bis vier Sekunden lang und atmen Sie dann ganz langsam durch den Mund aus.

Der nächste Schritt ist die Visualisierung beim Einatmen und Ausatmen. Atmen Sie tief durch die Nase ein, kontrahieren Sie Ihren PC-Muskel oder Damm (Perineum), halten Sie dann für drei bis vier Sekunden inne und visualisieren Sie die Energie, die von der unteren Wirbelsäule bis zur Stirn aufsteigt. Atmen Sie dann vollständig durch den Mund aus und visualisieren Sie gleichzeitig die Energie, die von Ihrer Stirn zu Ihren Genitalien hinunterfließt. Damit ist ein Zyklus abgeschlossen. Machen Sie fünf Zyklen dieser speziellen Sex-Gehirnbad-Atemtechnik.

11 – Kommunikation

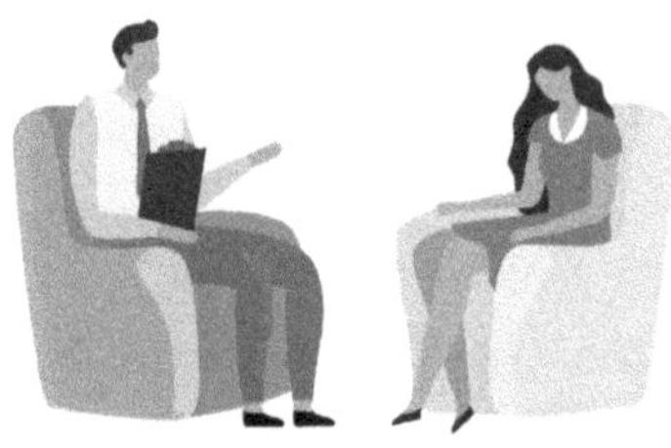

Ein weiterer wichtiger Faktor beim bewussten Liebesspiel ist die bewusste Kommunikation. Partner oder Liebende müssen eine klare, aber freundliche Methode der Kommunikation miteinander lernen, damit das Spiel der Liebe von innen heraus genossen werden kann. Wenn Sie verletzt, wütend oder unsicher sind, müssen Sie Ihrem Partner Ihre Gefühle mitteilen. Denken Sie daran, dass schlechte Gefühle, die nicht ausgedrückt werden, in einer Beziehung wie Gift wirken können. Dafür müssen Sie auf Ihre Wortwahl achten und das Schuldzuweisungsspiel vermeiden. Wenn Sie auf kritische Art und Weise mit Ihrem Partner sprechen, geben Sie als Faustregel immer mindestens doppelt so viele Komplimente für eine kritische Aussage an Ihren Partner zurück. Ich erwähne dies, weil es oft schwerfällt, beim Gespräch mit einem nahestehenden Partner auf seine Sprache zu achten. Unter Fremden scheint es einfacher zu sein, seine Worte mit Bedacht zu wählen, als wenn wir mit der Person zusammen sind, die wir lieben.

Intimpartner oder Liebhaber wissen nicht nur, wie man sich gegenseitig Freude bereitet, sondern auch, wie man sich gegenseitig Schmerzen bereitet. In diesem Kapitel erkläre ich, wie man den Grad des Bewusstseins verbessern und damit die Disharmonie vermeiden kann, die aus gedankenloser Kommunikation resultiert.

Disharmonie

Wir Menschen werden sowohl von den Dingen außerhalb als auch innerhalb von uns beeinflusst. Als Folge davon fallen wir in unserem modernen, geschäftigen Alltag oft aus der Synchronisation mit unseren Partnern. Wir werden verletzt, verärgert oder schikaniert. Manchmal langweilen wir uns.

Ich möchte Ihnen sagen, dass Disharmonie an sich keine schlechte Sache ist. Die Episode der Disharmonie ist ein wichtiger Teil einer Beziehung, denn sie gibt Partnern oder Liebenden die Chance, zu wachsen. Die Partner sind beide komplexe Wesen, die Züge von Unsicherheiten, Widersprüchen und persönlichen Konflikten in sich tragen. Das bedeutet, dass es niemanden gibt, den man für Disharmonie verantwortlich machen kann, wenn sie auftritt. Denn ohne sie würde unsere Vorstellung von ihrem Gegenteil – der Harmonie – verblassen.

Wahre Liebende/Partner/Paare, die sich ihrer Liebe hingeben, unternehmen bei Disharmonie sofort Schritte, um die Atmosphäre zu verändern und die Harmonie wiederherzustellen, indem sie die vorgegebene Drei-Stufen-Formel anwenden.

Diese dreistufige Formel kann, wenn sie mit dem Element der Liebe verwendet wird, Disharmonie durch Harmonie ersetzen und in einer verletzten Partnerschaft Heilung bringen.

Drei-Stufen-Formel zur Wiederherstellung der Harmonie

1. Lassen Sie los, indem Sie drei lange, langsame Atemzüge machen.
2. Seien Sie still und setzen Sie sich mit geschlossenen Augen etwa sechzig Sekunden lang einander gegenüber. Das wird Ihnen beiden helfen, sich wieder zu verbinden.
3. Beginnen Sie Ihre Kommunikation mit einer Spra-

che ohne Schuldzuweisung, indem Sie sich gegenseitig Komplimente machen.

Wenn Sie beim Üben dieser dreistufigen Formel oder Methode wieder in das Argumentieren zurückrutschen oder wenn Sie kein Licht in den Augen Ihres Partners finden, dann verlassen Sie die verbale Kommunikation und wechseln zur körperlichen Kommunikation, um die körperliche Ebene Ihres Partners oder Ihrer Partnerin zu heilen, indem Sie zum Beispiel mit einer wohltuenden Massage beginnen. Dies nennt man Kommunikation mit den Händen.

Einige Tipps zur Partnermassage

Verwenden Sie zum Beispiel Rosen- oder Jasminöl für eine schöne, weiche, sinnliche Partnermassage. Nehmen Sie das Öl, gießen Sie es auf Ihre Hände und beginnen Sie dann, den Nackenbereich Ihres Partners zu streicheln. Fangen Sie allmählich an, die Schultern zu massieren, streichen Sie nach einigen Minuten mit den Handflächen über die obere Brust. Atmen Sie beide sanft weiter. Die Massagebewegungen sollten weich, geschmeidig und langsam sein.

Wenn Sie nach der Brust Ihres Partners greifen, ist es gut, kreisförmige Fingerbewegungen von außen im und gegen den Uhrzeigersinn zu machen, dann allmählich in Richtung der Brustwarzen zu wandern. Wenn Sie das Gefühl haben, dass das Magnetfeld zwischen Ihnen beiden erzeugt wurde, dann fahren Sie mit der Massage der Klitoris oder des Peniskopfes fort. Ziehen Sie hier immer die Oberhaut sanft nach oben und experimentieren Sie mit viel Öl und verschiedenen Arten von sanften und langsamen Fingerbewegungen. Genießen Sie diesen wohltuenden Moment.

Haben Sie immer ein Handtuch oder Taschentuch neben sich, um das überschüssige Öl abzuwischen. Sie können das Massageritual beenden, indem Sie Ihrem Partner eine gute Fußmassage angedeihen lassen. Um die Liebesenergie aufzufüllen, duschen oder baden Sie danach gemeinsam. Partner sind immer wieder erstaunt, wie schnell sich dadurch die Schwingungen in Richtung einer Re-Harmonisierung verändern. Ich habe erkannt, dass es auch eine Geste der Fürsorge und Liebe ist, seinem Partner von Zeit zu Zeit die Haare zu waschen – versuchen Sie es mal.

> ***Anmerkung:*** *Die Magie der Wiederherstellung der Harmonie untereinander liegt in der Kunst des gegenseitigen Schenkens oder der verborgenen Liebesgeschenke. In unserem hektischen, geschäftigen modernen Leben ist es wichtig, dem liebsten Partner jede Woche ein Liebesgeschenk zu machen. Freundliche Gesten wie zum Beispiel das Verschenken von Blumen, leckeren Pralinen oder der gemeinsame Kinobesuch machen einen großen Unterschied im Liebesleben aus. Seien Sie kreativ, wenn es darum geht, sich gegenseitig Geschenke zu machen.*

12 – Chakren und sexuelle Fakten in der Moderne

Die Bedeutung des Sanskrit-Wortes »Chakra« bedeutet eigentlich »Energie-Rad« oder »Energie-Scheibe«. Chakren sind unsichtbare psychische Energiezentren im menschlichen Körper, die einen wichtigen Anteil am bewussten Liebesspiel haben. Wenn Menschen das Konzept des Chakrensystems verstehen, können sie beginnen, den hochintensiven, wohltuenden Sex zu genießen, indem sie vom animalischen Sex zu freudigerem, bewusst zentriertem Sex übergehen.

Chakrensystem

Die Tantra-Yoga-Philosophie besagt, dass wir Menschen sieben Hauptchakren haben. Diese können wie die Saiten einer Gitarre oder Sitar (indisches Instrument) betrachtet werden. Jede Saite erzeugt einen anderen Ton, weil jede Saite mit einer anderen Frequenz schwingt. Wenn die Saiten der Gitarre oder Sitar gestimmt sind, ist der Klang des Instruments harmonisch. In ähnlicher Weise erreichen wir Harmonie, wenn unsere Chakren gestimmt sind. Alle sieben Hauptchakren sind entlang der Wirbelsäulen-Achse eines Menschen ausgerichtet und befinden sich in der Mitte des Körpers.

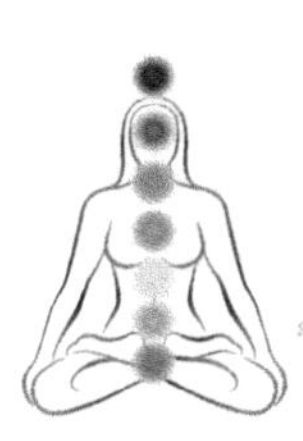

Das Chakrensystem beginnt an der Basis der Wirbelsäule mit dem ersten Chakra, dem Basischakra. Dies ist Ihr Wurzelchakra. Das zweite Chakra befindet sich in der Region der Genitalien, hieraus wird der Geschlechtstrieb erzeugt. Das dritte Chakra befindet sich oberhalb des Nabels, knapp unterhalb der Thoraxregion. Es hat mit Machtfragen zu tun und beeinflusst das Verdauungssystem. Das vierte Chakra liegt in der Nähe des Herzens und steuert die Atmung, außerdem wird es als Energiequelle für eine innige Verbindung betrachtet. Das fünfte Chakra befindet sich im Halsbereich. Es beeinflusst das Drüsensystem und fördert den Drang zur Kommunikation. Das sechste Chakra liegt irgendwo zwischen den Augenbrauen. Es erzeugt den Intellekt und beeinflusst das Bewusstsein sowie die Kraft für das innere Sehen. Das siebte Chakra befindet sich am Scheitel des Kopfes im Innern des Schädels und ist für unser Erwachen verantwortlich.

Wenn Sie beim Sex mit Ihrem Partner die Energie von Ihrem Geschlechtsorgan auf das zweite Chakra und von dort auf Ihr sechstes Chakra übertragen können, dann ist die Art der Erfahrung, die Sie machen werden, eine innere orgasmische Explosion.

Ganzheitliche Klarheit über Sex

In diesem modernen Zeitalter können Sie zwar Informationen aus der Welt der Medien erhalten, aber das wirkliche Wissen fehlt noch immer. Unsere moderne Zeit öffnet die Sexszene, aber gleichzeitig verwirrt sie viele Menschen.

Das Problem beginnt schon in unserer Kindheit, wenn wir die ersten Botschaften über Sex erhalten. Die meisten Jungen entdecken zum Beispiel in sehr jungem Alter, wie gut sich Sex durch Masturbation anfühlt, aber vielen wird gesagt, dass sie es nicht tun sollen. Auch Religionen haben sich bemüht, Sex mit Gesetzen und Strafen zu belegen. Es ist schon komisch: Unser Körper fällt kein moralisches Urteil über Sex, aber unsere geistige Konditionierung und unsere Paradigmen führen immer wieder das negative Gespräch darüber in unserem Kopf. Seit Ewigkeiten wird Sex mit Schuldgefühlen verstrickt. Und so wie Schuld oft ein gewisses Maß an Scham mit sich bringt, so kann dies auch beim Sex sein. Das ist eine bittere Realität, die auch in der heutigen Zeit noch gilt.

Wir lernen schon früh, in der Öffentlichkeit nicht über unsere Genitalien zu sprechen oder sie zu berühren. Wenn wir Kinder sind, wird uns beigebracht, dass wir über alle Körperteile sprechen dürfen, außer über unsere Geschlechtsorgane. Darüber hinaus vermeiden es sogar viele unserer bewussten, ganzheitlich praktizierenden Menschen oder verschiedene Heilkünste wie die Wellnessbranche oder das Gesundheitswesen, das sexuelle Zentrum offen anzusprechen.

Darüber hinaus gibt es allgemeine Sorgen, die wir Menschen hinsichtlich des Aussehens unserer Geschlechtsteile haben: Ist es zu groß oder zu klein? Hat es die richtige Form? Riecht es vielleicht?

Eine weitere Bürde für uns Menschen dieser modernen Zeit ist: Wir sind uns dessen nicht bewusst, dass wir im Bereich des Geschlechts ungebildet sind. Viele von uns wissen selbst nach Jahren sexueller Beziehungen nicht das volle Potenzial der sexuellen Vereinigung auszuschöpfen.

Zusätzlich zu all diesen Faktoren tragen wir die Schichten von äußerem Einfluss und alte Erinnerungsaufzeichnungen oder Erfahrungen im Innern mit uns herum. Persönliche sexuelle Erfahrungen mögen uns enttäuscht, verletzt oder erschreckt haben, weit mehr, als sie uns Freude bereitet haben.

Durch die Anwendung der Übungen und Methoden in diesem Buch können Sie die Narben beseitigen, die unsere persönliche und kulturelle Sexgeschichte hinterlassen hat. Dann ist der Weg frei für einen bewussten sexuellen Austausch. Das Geheimnis ist, Yin und Yang, weibliche und männliche, negative und positive Faktoren in und um Ihre Welt auszubalancieren. Dann wird der ganze sexuelle Akt zu einem Balanceakt.

Sexuelle Heilung

Ihre sexuelle Heilung steht in direktem Zusammenhang mit dem zweiten Chakra. Das zweite Chakra ist die Heimat der sexuellen Energie und Motivation. Es ist ein Rückzugszentrum für Frauen, während es für Männer ein Brennpunkt für transformierende Kraft ist. Der erste Schritt auf dem Weg zur sexuellen Heilung besteht also darin, sich des zweiten Chakras bewusst zu werden, damit Sie daran arbeiten können. So können Sie Ihre sexuellen Narben langsam loswerden.

Setzen Sie sich mit geschlossenen Augen hin und atmen Sie langsam und sanft. Stellen Sie sich ein Halbmondmotiv in einem Kreis auf Ihrem zweiten Chakra vor. Fügen Sie dieser Vorstellung einen Strahl von dunkelblauer Farbe auf dem Halbmond hinzu. Genießen Sie dieses Bild etwa drei bis fünf Minuten lang. Dann atmen Sie tief durch die Nase ein und vollständig durch den Mund wieder aus (immer mit der Bauchatmung). Öffnen Sie dann langsam die Augen und kehren Sie zum Alltag zurück. Tun Sie dies jeden Tag, bis Sie das Gefühl haben, langsam positive Veränderungen wahrzunehmen.

13 – Einige weitere geheime erotische Techniken

Diese zusätzlichen erotischen Techniken sind für Sie und Ihren Partner wie ein Menü des Liebesspiels. Jede dieser Techniken ist potenziell transformierend und bietet ein hohes Maß an körperlichem Vergnügen für Liebende, hin zur Erfahrung von heißem, wohltuendem, bewusstem Liebesspiel oder Sex. Seien Sie kreativ und kombinieren Sie diese erotischen Techniken mit Liebesdingen, die Sie bisher gelernt haben, wie Berührungen, Küsse, Bewegungen und Stellungen. Fühlen Sie sich frei, Ihre eigene Variation anzuwenden. Haben Sie keine Angst, ungeschickt zu sein – Eleganz wird mit Übung erreicht. Konzentrieren Sie Ihren Geist, ehren Sie Ihren Geliebten und sich selbst in diesen Handlungen und bereichern Sie sich gegenseitig. Und nun genießen Sie einander.

Die Yoni oder Vagina respektieren

Für die meisten Frauen ist der erste Zentimeter der Yoni oder Vagina, das heißt die äußeren und inneren Lippen der Vulva, insbesondere die Klitoris, der Bereich mit der größten Empfindlichkeit und dem größten Lustpotenzial. Denken Sie also daran, dass die Yoni oder Vagina eine leichte oder Yin-ähnliche Berührung bevorzugt. Küssen Sie die Yoni so, wie Sie die Lippen Ihrer Geliebten auf weiche und sanfte Weise küssen würden. Bewegen Sie sich über die Lippen der Yoni und berühren Sie dabei gelegentlich die Klitoris züngelnd mit der Zunge oder mit leichtem Fingerschnippen. Nachdem Sie diesen Bereich vier bis fünf Minuten lang mit dem Mund liebkost haben, verbringen Sie ähnlich viel Zeit damit, die Yoni mit dem Lingam oder Penis zu ehren. Berühren Sie während des klitoralen Orgasmus den G-Punkt Ihrer Geliebten mit dem Mittelfinger, indem Sie ihn statisch oder durch kurzes Streicheln berühren.

Den Lingam oder Penis respektieren

Vergessen Sie nicht, dass der Lingam eine feste Yang-Beziehung vorzieht. Während Sie Kusstechniken auf den Kopf des Lingams anwenden, fassen Sie den Schaft wie eine Flöte an. Probieren Sie dies aus – mit einer sehr leichten Berührung, mit den Fingerspitzen ziehen und drücken oder kneifen Sie die Haut des Hodensacks. Dann nehmen Sie den Hodensack vorsichtig ganz in den Mund (beide Hoden zusammen oder jeder Hoden einzeln). Der Lingam erwartet ein Streicheln in Längsrichtung, das die traditionelle Ein- und Auswärtsbewegung des Geschlechtsverkehrs imitiert. Variieren Sie nun das Streicheln, indem Sie an verschiedenen Punkten entlang des Schafts ringförmigen Druck ausüben. Dies kann für Ihren Liebhaber eine sehr angenehme Erfahrung sein.

Besonderer Einblick für Männer

Viele Männer haben das Gefühl, dass ein weicher Penis beim Sex nutzlos ist. Wenn Männer nicht »geil« sind oder wenn sie sich nicht mit ihrer sexuellen Energie verbunden fühlen, versuchen sie im Allgemeinen, das Liebesspiel zu vermeiden, weil sie innerlich Angst haben, als Liebhaber zu versagen. Untersuchungen haben jedoch gezeigt, dass für viele Frauen der harte Penis beim Liebesspiel nicht von primärer Bedeutung ist. Für Männer ist dies oft eine große Offenbarung.

Die Freude der Frauen

Dies ist eine orale Sextechnik, bei der die Frau ihre Yoni oder Vagina den Lippen und der Zunge ihres Partners/Geliebten gibt. Seine Rolle besteht darin, passiv aktiv zu sein, während sie sanfte, subtile Beckenbewegungen macht, um ihr eigenes Vergnügen zu finden. Denken Sie immer daran, dass das einfache Konzept des bewussten Liebesspiels das Empfangen und Geben ist.

Klopfen

Dies ist eine befriedigende Technik, unabhängig davon, ob der Lingam oder der Penis hart oder weich ist. Das Streicheln oder Klopfen des Lingam oder Penis gegen die Lippen der Yoni oder der Vagina, die Klitoris, den Damm (Perineum) und den Anus ist eine weitere handunterstützte Technik. Männer sollten zunächst langsam mit dem Klopfen beginnen und das Tempo des Klopfens oder Tupfens dann allmählich erhöhen.

Halten und Spielen mit dem Stab/Stock (Penis) – exotische Technik

Diese Methode ist besonders gut geeignet, wenn der Lingam oder Penis nicht vollständig erigiert ist. Die Stimulation und der Kontakt mit der Yoni der Geliebten führen in der Regel recht schnell zu einer Erektion. Aber auch ein weicher oder halb weicher Lingam oder Penis kann einer Frau großes orgasmisches Vergnügen bereiten. Verwenden Sie für diese Technik zusätzlich Gleitmittel.

Der Mann hält zunächst seinen Lingam/Penis und benutzt ihn wie einen Stab/Stock, indem er seinen Kopf über die Außenseite der Yoni oder Vagina, über den Damm (Perineum) bis zum Anus reibt, insbesondere über und um die Klitoris herum. Viele Frauen finden große sexuelle Freude daran, bei dieser Technik die aktive Rolle zu übernehmen, indem sie den Lingam halten und ihn bewegen, um die Yoni oder Vagina zu stimulieren.

Kontaktaufnahme mit drei Vergnügungspunkten

Bevor Sie mit dieser Technik experimentieren, ist es ratsam, mit Ihrem Partner zu kommunizieren und über die Feinheiten dieser speziellen Technik zu sprechen. Die Partnerin sollte klar wissen, was sie erwartet. Bei dieser Kombination nimmt die Frau die überlegene Position ein, indem sie über ihrem Liebhaber kniet, wobei ihre Brust nahe an seiner liegt. Der Lingam oder Penis des Liebhabers dringt tief in die Yoni oder Vagina ein. Nun greift er nach unten und berührt ihren Anus mit seinem Zeigefinger. Druck gegen oder in den Anus kann für einen angenehmen Kontakt sorgen. Die Spitze seines Mittelfingers drückt währenddessen leicht nach oben gegen die Klitoris.

Die Bewegung sollte minimal sein, da die Frau eine gleichzeitige energetische Aufladung von drei erogenen Zonen erhält. Der Mann muss darauf achten, dass er sie nicht überreizt und dadurch einen Kurzschluss erzeugt, der den Aufbau ihrer sexuellen Energie unterbricht.

Pressen

Dieses Pressen ist eine beckengerichtete Bewegung, die angewendet werden kann, wenn der Lingam oder Penis erigiert und tief in der Yoni oder Vagina ist und das Paar eine »Yab Yum«-Position oder -Haltung von Angesicht zu Angesicht oder von Herz zu Herz eingenommen hat. In dieser Position hält der Lingam in der Yoni still und die Liebenden drücken ihre Becken gegeneinander, sodass das Schambein des Mannes einen stimulierenden Druck auf die Klitoris der Frau ausübt. Diese Technik ist besonders effektiv, wenn die Frau die Führung hat.

Stimulierung des Anal- oder Basischakras

Analsex verlangt von bewussten Liebhabern, einige Rituale disziplinierter zu praktizieren. Sie sollten eine Dusche oder ein Bad nehmen, bevor sie sich der analen Stimulationstechnik hingeben. Die Fingernägel sollten geschnitten werden und die Verwendung von biologischen oder organischen wasserlöslichen Gleitmitteln wird empfohlen.

Um die Ausbreitung von Bakterien zu vermeiden, muss darauf geachtet werden, dass der Lingam oder Penis oder die Finger, die in den Anus eingedrungen sind, gewaschen werden, bevor die Yoni oder Vagina damit berührt wird.

Der Analverkehr ist mit vielen Vorurteilen behaftet. Aber für manche Paare kann Analsex eine Quelle intensiven Vergnügens sein. Die sanfte Massage der Prostata und des Bereichs etwa einen Zentimeter darunter kann beim Mann außergewöhnlich kraftvolle Orgasmen auslösen.

Wenn Sie neu dabei sind, sollten Sie die Anal- oder Basischakra-Stimulation langsam angehen. Beginnen Sie dort immer mit einer sanften, flachen und rhythmischen Massage und gehen Sie nur so weit, wie es Ihre Geliebte/Ihr Geliebter wünscht. Langsames Atmen in Kombination mit Visualisierung kann eine stark auflockernde Wirkung haben. Kommunikation, insbesondere mit Blickkontakt, ist bei der Anal- oder Basischakra-Stimulation wichtig. Machen Sie nach dem Einführen des Fingers eine Pause von etwa fünfzehn Sekunden, bevor Sie mit einer stimulierenden Bewegung beginnen.

Das Paar sollte darüber sprechen, bevor der Mann versucht, seinen Lingam oder Penis in den Anus seiner Geliebten einzuführen. Nach einem sanften Vorspiel sollte viel Gleitmittel zur Stimulation verwendet werden. Der Mann kann dann seinen Lingam oder Penis langsam in den Anus seiner Geliebten einführen und der Frau erlauben, Beckenbewegungen auszuführen, während er ruhig in ihr verharrt.

14 – Rituale der Leidenschaft

»Rituale der Leidenschaft« sind gut für Sie und Ihren Liebhaber/Partner, um die Anziehung zu entfachen und aufrechtzuerhalten und die Liebesenergien zu verstärken. Fangen wir also an:

1. **Ritual mit zwei Kerzen**

   Führen Sie dieses Ritual einmal pro Woche am

Wochenende durch. Nehmen Sie zwei kleine rote Kerzen und stellen Sie sie im Abstand von etwa dreißig Zentimetern auf. Eine Kerze steht für Sie und die andere für Ihren Partner. Beginnen Sie dieses Ritual am Freitag. Zünden Sie die Kerzen an, lassen Sie sie etwa zehn Minuten brennen und blasen Sie sie dann aus. Am Samstag rücken Sie die Kerzen etwas näher zusammen, verschieben Sie sie intuitiv. Zünden Sie sie wieder an, lassen sie etwa zehn Minuten brennen und blasen sie dann aus. Am Sonntag schieben Sie die Kerzen zusammen, bis sie sich berühren, und lassen sie dann ganz abbrennen. Dieses Ritual bedeutet, dass Sie und Ihr Partner miteinander verschmelzen. Was für eine schöne sinnliche Vorstellung.

2. **Kreieren Sie ein Liebeszeichen**
   Arrangieren Sie die Buchstaben L, O, V, E zu einem Muster, das Sie schön und liebenswert finden. Sie können die Buchstaben seitlich, verkehrt herum, aufrecht, rückwärts oder auf jede andere von Ihnen gewählte Weise positionieren. Wenn Sie Ihr Zeichen fertig gestaltet haben, hängen Sie es an einer Stelle auf, an der Sie es oft sehen werden. Jedes Mal, wenn Sie es anschauen, werden Sie an Ihre Absicht erinnert, die Menge der Liebe in Ihrem Leben zu erhöhen. Es ist ein Wohlfühl-Wort.

3. **Deklaration (Erklärung) üben**
Was ist eine Erklärung? Eine Erklärung ist eine kurze, positive Erklärung, die den Zustand beschreibt, den Sie erreichen wollen. Achten Sie darauf, bei der Formulierung Ihrer Erklärung immer das Präsens zu verwenden. Überlegen Sie sich eine Erklärung, zum Beispiel »Ich liebe mich« oder »Jetzt habe ich einen Liebhaber, der in jeder Hinsicht der Richtige für mich ist«. Schreiben Sie diese mit einem Rotstift auf einem Papier auf. Bei der Gestaltung sind Ihrer Kreativität keine Grenzen gesetzt. Tragen Sie Ihr Papier immer mit sich und wiederholen Sie die Erklärung laut oder in Gedanken mehrmals am Tag. Hören Sie nicht auf, bis Sie Ihren Liebeswunsch erreicht haben.

4. **Liebesbad oder Liebesdusche**
Dieses Ritual kann die Einführung in einen romantischen Abend oder ein nächtliches Liebesspiel sein. Halten Sie ein Glas Wein, Tee oder Ihr Lieblingsgetränk bereit. Wenn Sie zu Hause eine Badewanne haben, dann geben Sie einige Tropfen von organischem oder biologischem Jasmin, Patschuli oder Rosenöl ins Badewasser. Es steht Ihnen frei, auch Rosenblütenblätter zu verwenden. Zünden Sie eine rote Kerze an, spielen Sie sanfte romantische Musik und nippen Sie an Ihrem Getränk, während Sie baden. Der Schlüssel liegt darin, alle Sinne in diesen Prozess einzubeziehen. Während Sie in der Ba-

dewanne sitzen und die Musik, das Kerzenlicht und Ihr Getränk genießen, denken Sie liebevolle Gedanken. Und wenn Sie mit Ihrem Liebhaber oder Partner in der Badewanne sitzen, fühlen und berühren Sie einander sanft. Wenn Sie keine Badewanne haben, verwöhnen Sie Ihre Sinne mit Ihrem Partner/Liebhaber oder allein, indem Sie unter der Dusche innovativ sind. Vielleicht sind Sie nach einiger Zeit erregt und es ist Zeit für einen schönen, wohltuenden Sexakt. Das gilt auch für Singles.

5. **Partner-Fußmassage**

Für diese besondere und schöne Massage benötigen Sie eine gute Wanne für die Füße, bunte Murmeln, natürliche Flüssigseife und ein kleines Handtuch. Dies ist ein teilendes und fürsorgliches Ritual. Füllen Sie die Wanne mit warmem Wasser, fügen Sie wenig natürliche Flüssigseife hinzu und lassen Sie zwei Handvoll bunte Murmeln hineinfallen. Spielen Sie sanfte romantische Musik. Laden Sie Ihren Partner oder Ihre Partnerin ein, sich zu setzen, und bitten Sie ihn oder sie sanft, die Füße in die Wanne zu stellen. Bitten Sie ihn/sie, die Musik zu genießen und mit den Füßen mit den Murmeln im Wasser spielen. Lassen Sie ihren Partner oder Ihre Partnerin ein paar Minuten allein. Setzen Sie sich nach vier bis fünf Minuten mit einem kleinen Handtuch Ihrem Partner / Ihrer Partnerin gegenüber. Nehmen Sie beide Füße nacheinander aus der Wanne und massieren Sie sie sanft. Bitten Sie ihr Gegenüber, ihre/seine Erfahrungen mit Ihnen zu teilen. Halten Sie einige Zeit inne und tauschen Sie die Rollen, indem Sie die oben genannten Anweisungen befolgen.

6. **Schokoladen-Ritual**
   So üben Sie es mit allen fünf Sinnen:

- Halten Sie ein kleines Stück Schokolade in der Hand und schauen Sie es an. Schauen Sie genau hin, was Sie konsumieren werden. Dieser Schritt, bei dem Sie Ihre Augen benutzen, wird das Gefühl des Staunens aufbauen, weil Sie ihn bewusst und nicht in Eile gehen. Machen Sie zwei bis drei lange, tiefe Bauchatmungen, während Sie die Schokolade anschauen.
- Halten Sie das Schokoladenstück nun unter die Nase und nehmen Sie das verführerische Aroma auf. Während Sie daran riechen, achten Sie auf Ihren Atem. Das schult Ihre Nase und die Fähigkeit, den Geruch Ihres Partners oder Ihrer Partnerin zu genießen.
- Nehmen Sie nun das Stück Schokolade an Ihre Lippen und fühlen Sie, wie sich die Schokolade auf Ihren weichen, feuchten Lippen anfühlt, spüren Sie die sinnliche Textur. Vergessen Sie nicht, langsam weiterzuatmen.
- Kosten Sie das Schokoladenstück, indem Sie es vorsichtig mit der Zun-

ge ablecken. Genießen Sie die Sensation. Dies ist eine schöne erregungsaufbauende Sexübung.

- Es ist jetzt an der Zeit, das Stück Schokolade vollständig in den Mund zu nehmen. Achten Sie darauf, dass Sie sie nicht kauen und schlucken, sondern sie schmelzen lassen. Wenn die Schokolade schmilzt, lassen Sie ein summendes »Mmhmm mmhmm«-Geräusch ertönen.
- Wenn Sie dieses Schokoladenritual genügend geübt haben, dann wenden Sie alle Schritte für den Oralverkehr mit Ihrem Partner oder Liebhaber an. Anstelle von Schokolade befindet sich die Vagina (Yoni) oder der Penis (Lingam) vor Ihnen. Wenn dieser Prozess mit Bewusstsein durchgeführt wird, versichere ich Ihnen eine großartige wohltuende erotische Erfahrung.

7. **»TUI« – das Feng-Shui-Zeichen für Beziehung/Freude**

Schneiden Sie einen Kreis aus hellgrünem Papier aus und zeichnen Sie das Symbol der »TUI« mit schwarzem Stift in die Mitte.

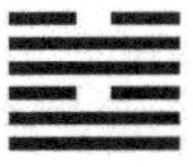

Verbringen Sie einige Augenblicke damit, dieses Hexagramm zu betrachten, und lassen Sie seine

Botschaft in Ihr Unterbewusstsein eindringen. Hängen Sie »TUI« in Ihrem Schlafzimmer auf. Dieses Feng-Shui-Hexagramm steht für Freude und die harmonische Interaktion zwischen zwei Menschen.

15 – Brust- oder Brustwarzenmassage (Nippelmassage)

Die meisten Frauen wissen nicht, dass ihre Brüste orgasmisch sind. Die Menschen konzentrieren sich so sehr darauf, durch vaginale Penetration und/oder Stimulation der Klitoris einen Orgasmus zu bekommen, dass ihnen viele andere großartige Formen der Stimulation entgehen. Diese Massagetechnik kann von den Frauen selbst praktiziert werden oder der Partner kann seiner Liebhaberin durch diese Massage eine wunderbar angenehme Zeit bereiten.

- Legen Sie sich bequem auf den Rücken, wo immer Sie sich am entspanntesten fühlen – zu Hause, im Hotel oder in der Natur, wo Sie nicht gestört werden. Setzen Sie sich mit Kerzen und Räucherstäbchen sinnlich in Szene und spielen Sie Musik, die Ihnen das Gefühl gibt, sexy zu sein. Halten Sie Ihr Lieblings-Massageöl und ein kleines sauberes Handtuch oder eine Schachtel mit weichen Tüchern bereit.
- Atmen Sie jetzt langsam und sanft, lassen Sie all die Sorgen und Bewertungen Ihres Kopfes über sich selbst und Ihren Körper los. Einer der Hauptgründe, warum Frauen keine Orgasmen haben, liegt darin, dass sie in den negativen Gedanken

ihres Kopfkinos gefangen sind, die sie von ihrem eigenen Körper trennen.

- Deshalb ist der beste Weg, zu Ihrem Körper zurückzukommen, die Konzentration auf die Atmung. Bringen Sie Ihr Kinn etwas näher an Ihre Brust, sodass Sie beim Ein- und Ausatmen Ihren eigenen Atemlaut besser hören können. Er hilft Ihnen, aus dem Kopf zurück in Ihren Körper zu kommen.
- Tropfen Sie etwas Öl (ich würde vorschlagen, biologisches Kokosnussöl zu verwenden) in die Mitte Ihres Herzens zwischen Ihre Brüste und ein wenig auf Ihren Bauch. Es ist gut, am Bauch zu beginnen. Wir Menschen haben viel Stress in unserer Bauchregion. Fangen Sie mit Streicheln um den Bauch, den Brustkorb und zwischen den Brüsten an, um sich selbst zu necken. Nehmen Sie sich Zeit, Ihre sexuelle Energie zu wecken, bevor Sie Ihre Brüste und Brustwarzen berühren. Hier empfiehlt sich eine federartige Berührung mit den Fingerspitzen.
- Sobald Sie fühlen, wie Ihr Körper reagiert, benutzen Sie die federartige Berührung, um die Brüste zu umkreisen. Warten Sie mit der Berührung der Brustwarzen, bis Sie sich erregter fühlen. Wenn Sie die Brüste umkreisen, ohne die Brustwarzen zu berühren, baut sich die Vorfreude weiter auf. Genießen Sie jede Berührung und Empfindung. Wenn Ihr Körper anfängt, um mehr zu betteln, ist es an der Zeit, sich zu den Brustwarzen zu bewegen. Die Brustwarzen setzen Oxytocin frei, das

Hormon, das dafür sorgt, dass wir uns gut und entspannt fühlen, und uns diese warmen Gefühle von Liebe und Verbundenheit vermittelt. Bewegen Sie sich zwischen den Brustwarzen zu den Brüsten, zum Hals und zum Bauch. Tun Sie dies, bis die Brustwarzen erigiert sind.

- Wenn die Brustwarzen erigiert sind, können Sie zum Kneifen übergehen. Kneifen von der Brustwarzenwurzel aus stimuliert das Oxytocin, wie zuvor erwähnt. Es sollte ein festes Kneifen sein, das sich für eine Sekunde schmerzhaft anfühlen kann, dann aber zu einem Lustrausch wird. Wenn Sie die Brustwarzen stärker kneifen, gibt es einen größeren Oxytocinfluss und mehr Lust. Aber variieren Sie das Kneifen immer von leichteren zu stärkeren Berührungen. Nach einigen Sekunden können Sie beginnen, die Brustwarzen zwischen Daumen und Zeigefinger zu rollen. Diese Rolltechnik kann noch tiefere Wellen der Oxytocinfreisetzung erzeugen. Atmen Sie durch all dies hindurch und denken Sie immer daran, sich auf das Geräusch Ihres Atems zu konzentrieren.

Wenn diese Technik der Brust- oder Brustwarzenmassage wie erklärt korrekt ausgeführt wird, können Frauen eine glückselige Orgasmuswelle erleben. Wenn Partner ihre Liebhaberinnen auf diese Art massieren, dann sollten sie sehr langsam und sanft mit dem Tempo und dem Flow ihrer Frau gehen.

16 – Geschichte des Gehirns, des Körpers und des Geschlechts von Frauen und Männern

Jeder Partner/jedes Paar ist aus Sicht des Gehirns vollgeladen mit Geschichten, Informationen und Erfahrungen, die seine Gegenwart definieren. Die Geschichte sagt, Frauen sollten nicht vergessen, dass »Männer Betrüger und Lügner« sind, und Männer sollten sich immer daran erinnern, dass »Frauen nicht vertraut werden kann«, weil sie Männer wahrscheinlich sexuell ablehnen oder sie plötzlich abservieren, wenn sie ein impulsives Stimmungsmuster haben.

Aber immer noch fühlen sich Frauen und Männer zueinander hingezogen. Unabhängig davon, ob der Drang rein biologisch ist oder ob sie durch den Akt der Paarung eine Vereinigung auf einer höheren Ebene erreichen wollen, ist der Wunsch, mit dem anderen eins zu werden, unbestreitbar. Tatsache ist, dass Frauen und Männer nicht gleich sind, und der Unterschied zwischen ihnen macht den Erfolg ihrer Verbindung aus. Der hier gemeinte Unterschied ist der in ihrer sexuellen Natur. Die Unterschiede zwischen den Geschlechtern sind komplementär – was einem Mann fehlt, hat eine Frau übrig und umgekehrt.

Seit jeher erzählt man sich, dass sowohl Frauen als auch Männer psychische und physische Sicherheit voneinander wollen. Beide Geschlechter wollen sich gegenseitig emotional und auch wirtschaftlich unterstützen und haben den Wunsch, ähnliche Erfahrungen zu machen.

Aber zuallererst sollten sowohl Frauen als auch Männer akzeptieren und verstehen, dass ihre Gehirne und Körper anders funktionieren, wenn es darum geht, Liebe oder

Sex zu machen. Lesen Sie also all dies mit Bewusstsein und denken Sie dann darüber nach, damit Sie eine große Verbundenheit miteinander haben können. Die meisten Frauen verwenden das Wort »Intimität«, um zu beschreiben, was ihnen beim Sex am wichtigsten ist. Sie sagen oder meinen, dass sexuelle Intimität eine besondere Art von Nähe ist, eine Verbindung, die tiefer ist als die rein körperliche Vereinigung. Meistens beziehen Frauen sexuelle Intimität mehr auf das Herz oder die Seele als auf das Gehirn oder die Genitalien, und wenn es zu echter sexueller Intimität kommt, ist sexuelle Leidenschaft ihr Nebenprodukt.

So ist es wichtig zu bedenken, dass eine Frau, die diese besondere Verbindung zu ihrem Partner nicht eingeht, auf ursprünglicher Ebene unzufrieden bleibt. Wenn in der Frauenwelt diese Art sexueller Intimität fehlt, fällt es vielen Frauen schwer, sich leidenschaftlich zu fühlen.

Für die meisten Männer vermittelt das Wort »Intimität« jedoch etwas ganz anderes. Sie sind begeistert, wenn sie eine Frau sagen hören, dass sie sich sexuelle Intimität wünscht, weil dieser Ausdruck für Männer Geschlechtsverkehr bedeutet und sie denken, Frauen bräuchten es letztendlich auch. Das ist der Grund, warum Männer stärker versuchen, mehr Sex zu bekommen, anstatt innovativ und kreativ von unterschiedlichen Richtungen aus zu denken. Für die meisten Männer ist es weit weniger schwierig, zu vermitteln, was sie für sich als sexuelle Wesen brauchen, oder das auszudrücken, was sie für Leidenschaft halten. Da die sexuelle Natur des Mannes grundlegend extrovertiert ist, ist es für ihn leichter, physische Beweise dafür zu erbringen, was ihn anmacht. Sex törnt die meisten Männer an. Sex macht sie leidenschaftlich. Männer lieben zwei Körper, nackt, miteinander verschlungen. Daher begeistern sie sich für Frauen, die wie sie Sex lieben. Für die große Mehrheit der Männer ist eine gesunde Beziehung eine Beziehung mit einer guten Sexualität. Auf der anderen Seite wünschen sich offenbar die meisten Frauen eine von Herzen kommende oder seelenvolle Erfahrung in der Liebe. Deshalb ist es sinnvoll, dass jede Frau die Bedeutung von sexueller Intimität aus ihrer Sicht definiert und diese dann ihren Liebhabern/Partnern offen mitteilt. Ich weiß, dass es für Frauen nicht immer einfach ist, dies zu tun, denn von Natur aus und körperlich sind die meisten Frauen eher introvertiert, wenn es darum geht, ihre sexuellen Bedürfnisse zum Ausdruck zu bringen. Schließlich sind auch ihre Sexorgane, ihre empfindlichsten Stellen, innen liegend und geschützt. Trotzdem sollte eine Frau unbedingt in der Lage sein, ihrem Liebhaber verständlich zu machen, was Intimität für sie bedeutet. Wenn sie dies tut, wird ihre Mühe belohnt werden.

17 – Boulevardzeitung, Tabus, Leidenschaft, Partnerschaft und Selbstliebe

Eine leidenschaftliche Partnerschaft mit sich selbst oder mit dem Partner muss und geht durch viele Prozesse, weil sie beides braucht – die bewusste Pflege und Zuwendung wie auch das Nähren mit sexueller Energie. Genauso, wie Sie einer Karriere, einer Sache oder einer Familie Aufmerksamkeit schenken, benötigt dies auch eine Beziehung oder Partnerschaft. Manche denken, dass Liebe oder eine einmal eingegangene Beziehung automatisch funktionieren. Aber dem ist nicht so. Früher oder später bekommen Partner oder Liebende das Gefühl, dass in ihrer Beziehung oder Partnerschaft etwas fehlt, und dann wissen wir alle, was passiert! Einer der Gründe für das Zerbrechen einer Beziehung ist, dass die Partner sie vernachlässigen. Eine Partnerschaft mit sich selbst oder mit einem anderen läuft nicht wie von Zauberhand leidenschaftlich. Eine leidenschaftliche Partnerschaft/Beziehung ist wie ein Garten – wenn er nicht gepflegt, also gegossen, gedüngt, gejätet oder getrimmt wird, leidet seine Blüte.

Deshalb ist es sehr wichtig, sich Zeit für die Kommunikation zu nehmen und sich diese Fragen zu stellen:

- Was bin ich oder was verbergen wir?
- Welche Teile meiner erotischen Fantasien und sexuellen Äußerungen bleiben unerfüllt?
- Haben wir oder ich aus Scham, Angst, Sicherheit, Trauma oder dem Titel »guter Mensch« das Bedürfnis nach sexuellem Ausdruck und erotischer Erforschung begraben?
- Was ist mein oder unser erotisches Wesen?
- Wenn ich nicht auf eine bestimmte Weise konditioniert worden wäre, wie wäre dann meine Sexualität?

Schreiben Sie Ihre Beobachtungen dazu auf, ohne die Antworten zu beurteilen. Erkennen und ehren Sie jedes Stück von sich selbst und unternehmen Sie urteilsfrei Schritt für Schritt Handlungen, um die Sexualität zu erforschen, die Sie unbewusst gefürchtet, vernachlässigt oder für tabu erklärt haben. Denken Sie daran, dass sexuelle Vorurteile oft tief verwurzelt sind. Sie basieren darauf, was wir in der Beziehung unserer Eltern gesehen haben, oder resultieren aus Vorgaben von Medien, Institutionen, Gesellschaft und Religionen. Viele von uns haben Erfahrungen gemacht, durch die unsere sexuelle Erkundung unterbrochen wurde, weil wir uns schämen mussten, weil wir in einem Prozess der Selbstbefriedigung oder des sexuellen Missbrauchs gefangen waren oder vielleicht, weil wir mit dem Mädchen oder Jungen von nebenan irgendeine Art von Spiel spielten. Solche Informationen aus unserer frühen Kindheit tauchen in unserem Körper und in unserem Unterbewusstsein unter. Dies manifestiert sich dann in einem ungesunden oder neurotischen Sexverhalten.

Wenn Sie sich also Zeit nehmen, in anständiger Weise zu denken, zu kontemplieren und zu kommunizieren, können Sie bewusst Ihre sexuellen Vorurteile aus Ihrem Unterbewusstsein und Ihrem Körper lösen, indem Sie sich diese zu eigen machen. Wenn Sie langsam mit der Praxis beginnen, anders und ohne Angst oder Scham zu denken, dann werden Sie auch beginnen, Ihre Bedürfnisse, Wünsche und erotischen Fantasien mit sich selbst und mit Ihren Partnern zu teilen.

Wenn Sie dieses Kapitel gut verstehen und befolgen, werden Sie im Laufe der Zeit erstaunt sein, wie frei Sie sich mit sich selbst fühlen, um Ihr wahres sexuelles Selbst zu erforschen und zu erweitern.

18 – Die richtigen Partner anziehen

Oft höre ich: »Wie kann ich den richtigen, fantastischen Partner/Liebhaber in mein Leben ziehen« oder »Warum verabrede ich mich immer wieder mit Eseln?« Die Antwort auf diese Fragen ist, dass Sie der-/diejenige sind, der für die Liebes-Situationen in Ihrem Leben verantwortlich ist. Sie ziehen sozusagen an, was Sie glauben, verdient zu haben. Und das, was wir glauben, verdient zu haben, wurzelt in der Regel in dem, was wir in unserer kindlichen Entwicklung erlebt oder miterlebt haben.

Hier sind einige Tipps, um die richtige Art von Person anzuziehen und zu daten:

- **Erkennen**

  Sie müssen Ihre intimen Blockaden und Liebesmuster erkennen, die Sie in Ihren Beziehungen immer wieder wiederholen. Diese Blockaden oder Muster sind das Ergebnis der frühen Kindheit. Wenn Ihre Mutter oder Ihr Vater Ihnen zum Beispiel emotional nicht zur Verfügung stand (das heißt, Sie fühlten sich nicht umsorgt, unterstützt oder geliebt), könnte Sie das veranlassen, eine emotional nicht verfügbare Frau oder einen emotional nicht verfügbaren Mann zu suchen. Diese Tendenz, immer wieder die nicht verfügbaren Partner anzuziehen, ist tief in Ihrem Unterbewusstsein und in Ihrem Wurzelchakra – dem ersten Chakra an der Basis der Wirbelsäule – verankert oder eingebettet.

- **Beenden Sie die Wiederholung**

  Ihr inneres Kind wiederholt immer wieder die Vergangenheit, indem es den gleichen Partnertypus wählt – in der Hoffnung, dass ein Durchbruch gelingt –, was dann immer wieder zur Enttäuschung führt. Um dieses Muster zu durchbrechen, müssen Sie das Unbehagen der Veränderung durchsetzen, indem Sie die Wiederholung Ihrer Vergangenheit bewusst stoppen. Die einzige Möglichkeit, eine Veränderung herbeizuführen, besteht darin, aufzuhören, Ja zu derselben Art von Partnern zu sagen, und die Kunst zu erlernen, Ja zu Nein zu sagen. Ein Durchbruch wird nur geschehen, wenn Sie Ihre intimen Blockaden und Liebesmuster erkennen und sich bewusst entscheiden, nicht wieder denselben Weg der Enttäuschung einzuschlagen. Am Anfang kann es sich sehr unangenehm anfühlen, wenn Sie anfangen, sich emotional und mental zu dehnen. Man nennt das Wachstumsschmerzen, weil Wachstum in Wirklichkeit schmerzhaft ist. Aber machen Sie sich keine Sorgen – am Ende lohnt es sich.

- **Sich eingestehen**
  Geben Sie zu und akzeptieren Sie die Tatsache, dass Sie derjenige sind, der die falsche Person in Ihr Leben bringt. Wie ich bereits erklärt habe, tragen Ihr Unterbewusstsein und Ihr Wurzelchakra diese tief verwurzelten Informationen aus der Vergangenheit – wir bekommen das, was wir gewohnt sind und was wir bereits wissen. Wenn Sie dieses Phänomen verstehen, werden Sie allmählich die Tatsache ak-

zeptieren, dass Sie die einzige Person sind, die den richtigen Partner/Liebhaber in Ihrem Leben anziehen kann, weil es Ihr Geburtsrecht ist. Denken Sie daran, dass eine Person, die sich auf dem Weg der Selbstentwicklung befindet, auch die wohltuenden, leuchtenden Sachen verdient und erhält.

- **Glauben Sie daran, dass Sie es verdienen**
  Wenn es Ihnen gelingt, den Kerngedanken loszulassen, dass Sie nicht das Beste vom Besten verdienen, und Sie anfangen, wirklich zu glauben, dass Sie der Liebe, die Sie verdienen, würdig sind, werden Sie einen Partner anziehen, der wirklich für Sie da ist. Eine Möglichkeit, dorthin zu gelangen, besteht darin, auch erst mal Pause von irgendwelchen Verabredungen mit irgendjemandem zu machen, um an Ihren zerbrochenen inneren emotionalen Problemen zu arbeiten. Nutzen Sie täglich positive Affirmationen, um Ihr Selbstwertgefühl und Ihren Selbstliebeaspekt aufzubauen: »Ich bin würdig.« »Ich bin schön.« »Ich bin glücklich, die richtige Person in meinem Leben anzuziehen.« Verwenden Sie Atemtechniken aus diesem Buch, um die vergangenen Rollen und Glaubenssysteme, die in Ihrem Gehirn festsitzen, zu verändern. Nutzen Sie Ihre Vorstellungskraft, um ein klares Beziehungs-Visionboard für sich selbst zu erstellen. Diese Dinge werden Ihr drittes Chakra aktivieren, das Ihnen die Willenskraft gibt, Nein zu ungesunden Beziehungen zu sagen.

- **Machen Sie sich bereit, Ihr Herz zu öffnen**
  Um Ihr Herz zu öffnen, müssen Sie bereit sein, eine positive Veränderung zuzulassen und sich von Ihren bisherigen Angstgedanken zu verabschieden. Zögern Sie nicht, bei Bedarf zusätzliche Unterstützung durch einen guten zertifizierten Sex-/Tantra-Coach, Heiler, Körperarbeiter (www.path-of-living.de) zu suchen. Seien Sie nicht überrascht, wenn Sie an sich selbst gearbeitet haben und infolgedessen eine ganz andere Art von Person anziehen – jemanden, der auch bereit ist, sich intimer und verletzlicher zu zeigen.

19 – Normaler Sex vs. tantrischer bewusster Sex oder Liebesspiel

Beim normalen Sex ist der Anstieg und Rückgang der Intensität von kurzer Dauer. Diese Art von Sex beginnt mit Erregung, wenn Sie im Vorspiel erregt werden. Dann findet ein plötzlicher Anstieg des Drangs zum Geschlechtsakt statt und der Höhepunkt endet mit dem Orgasmus. Schließlich fällt die Energie ab, was zu Trägheit führt. Bei den meisten Männern dauert dieser Vorgang (vom Start bis zum Ende) etwa zehn Minuten, dann werden sie desinteressiert. Diese Art von normalem Sex genießen Frauen normalerweise nicht, weil eine Frau viel länger braucht als ein Mann, um erregt zu werden, und es bei ihnen länger dauert, bis sie den Orgasmus erreichen. Das Interessante daran ist, dass der Höhepunkt bei Frauen länger dauert als bei Männern und dass sie zu mehreren Orgasmen fähig sind.

Es ist gut, aus neurologischer Sicht zu verstehen, dass die sexuelle Erfahrung für Männer anders ist als für Frauen. Orgasmus im Allgemeinen ist für den Mann eine Art Ego-Kontrollerfahrung, die er mit Leistung identifiziert. Psychologisch gesehen macht er sich Sorgen um seine »Leistung« und erzeugt für sich selbst eine Menge Stress, der im schlimmsten Fall zu Impotenz führen kann. Bei Männern ist der Orgasmus in den Genitalien lokalisiert und dauert nur einen Augenblick. Er hinterlässt ihn ausgelaugt, erschöpft und schläfrig.

Die tantrischen bewussten Liebestechniken wurden in erster Linie für den Mann entwickelt. Er ist immer mit seiner Sexualität beschäftigt, ohne genau zu wissen, wie er sie auf die nächste Stufe bringen kann. Hier hat die Frau einen Vorteil: Sie ist bereits von Natur aus tantrisch. Ihr Orgasmus findet in einem Bereich des Gehirns statt, der Bewegung und Berührung kontrolliert. Sie kann tiefere und längere Orgasmen haben und kann diese immer und immer wiederholen.

Dieses Buch ist ein Hilfsmittel für Männer, um zu lernen, wie sie sexuelle Energie genießen können, indem sie die hier beschriebenen Techniken mit ihren weiblichen (Shakti)-Partnerinnen/Liebhaberinnen praktizieren. Frauen können mehr über ihre verborgenen sexuellen Energien erfahren, wenn sie mit ihren männlichen (Shiva)-Liebhabern/Partnern im Team arbeiten.

Der tantrische bewusste Sex oder Liebesakt zeigt einen anderen Ansatz als »normaler« Sex. Hier ist der Prozess langsamer und entspannter. Dies erfordert Zeit von beiden

Liebenden/Partnern. Wenn sich beide Zeit für ihr bewusstes Liebesspiel nehmen, dann werden sie eine besondere Vereinigung miteinander erleben, in der sie die reinen, wohltuenden Energien und ihren Sexraum genießen. Das tantrische Liebesspiel hilft den Menschen, besseren Sex zu haben, und setzt gleichzeitig ungesunde Emotionen und Traumata frei, die im Allgemeinen Beziehungen blockieren. Beim tantrischen Bewusstsein geht es darum, Ihre tief verwurzelte sexuelle Energie anzuzapfen und zu umarmen. Wenn Sie sich das nächste Mal auf einen sexuellen Akt mit Ihrem Partner/Liebhaber, Ihrer Partnerin/Liebhaberin einlassen, versuchen Sie, diese kleinen Schritte zu machen, bevor Sie sich für einen schnellen Geschlechtsverkehr aufeinander stürzen.

- Wenn wir Sex haben, neigen wir dazu, in unseren Köpfen zu sein und Geschichten über unsere Partner und über uns selbst zu erfinden. Wir beurteilen auch unseren eigenen Körper und unsere Fähigkeit, unserem Partner zu gefallen. Der Schlüssel beim tantrischen bewussten Sex besteht darin, die Urteile loszulassen und Spaß zu haben.
- Im Tantra ist es eine Form des Vorspiels, den Partner mit einer federleichten Berührung zu umarmen. Die Haut ist ein starkes und empfindliches Organ. Sie können Ihre Finger oder Fingernägel sanft über Nacken, Rücken, Arme usw. Ihres Partners bewegen. Das hilft, sexuelle Spannung aufzubauen, und steigert die Begeisterung. Diese Art von Akt kann den Durst nach Sex auf freudige Weise steigern, was den Dopaminspiegel im Körper erhöht.

- Wenn Sie den Blickkontakt mit Ihrem Partner/ Liebhaber, Ihrer Partnerin/Liebhaberin während des Vorspiels und schließlich auch während des Geschlechtsverkehrs über einen längeren Zeitraum aufrechterhalten, können Sie tief in Ihren Partner/ Liebhaber, Ihre Partnerin/Liebhaberin hineinsehen. Wenn Sie nun diesen Blickkontakt kombinieren, sich also beim Sex oder Liebesspiel in die Augen schauen und gemeinsam atmen, erhöht sich die Nähe zueinander und Sie beide werden einen Schwall des Hormons Oxytocin in sich verspüren. Auf diese Weise miteinander synchronisiert zu sein, kann Sie in einen tranceähnlichen Zustand versetzen.

20 – Männer und TESTOSTERON

Der Schlüssel zur sexuellen Leistungsfähigkeit und sexuellen Befriedigung von Männern ist Testosteron. Testosteron wirkt auf fast alle Bereiche des männlichen Körpers und ist daher wohl das stärkste Hormon im Leben eines Mannes. Ein gesunder Testosteronspiegel ist entscheidend für das körperliche Muskelwachstum, die geistige und sexuelle Gesundheit sowie für die Ausdauer.

Viele Männer sind sich nicht bewusst, dass niedrige Testosteronspiegel sehr häufig vorkommen und zu verminderter sexueller Erotik und sexueller Unzufriedenheit führen können, sowohl für Männer als auch für ihre Partnerinnen. Viele Männer stellen sich die Frage, wie sie ihren Testosteronspiegel steigern, ihre Libido erhöhen und ein besserer Liebhaber werden können.

Eine Möglichkeit, Ihren Testosteronspiegel zu erhöhen, ist Training. Studien haben gezeigt, dass Männern, die mit der Absicht trainieren, ihre Sexualität zu verbessern, dies tatsächlich auch gelingt. Allerdings muss das Training korrekt und strategisch richtig durchgeführt werden. Hier sind einige einfache Tipps, die helfen, den Testosteronspiegel anzuheben, damit Männer ein befriedigenderes, länger anhaltendes Sexleben genießen können.

- Integrieren Sie Kardiotraining zur Stärkung der Ausdauer in Ihr Leben. HIIT (High Intensity Interval Training) ist gut, um das Herz-Kreislauf-System zu verbessern. Dies fördert Ihre sexuelle Leistungsfähigkeit und Ausdauer, weil Sie bereit sind, dranzubleiben und alles zu geben, wenn Ihr Liebhaber bereit ist, und Sie schließlich gemeinsam die Orgasmen erreichen.
- Machen Sie Kniebeugen, Kreuzheben und Hüftstöße, um den Testosteronhormonspiegel zu steigern und Kraft und Stärke zu entwickeln. Am besten ist es, Unterkörper- und Oberkörpertraining zu kombinieren, damit die Gelenke und die Muskulatur belastbar sind und Sie ein erfülltes sexuelles Erlebnis mit Ihren Partnern/Liebhabern haben können.
- Männer brauchen Flexibilität und Elastizität in den Hüften und Kniesehnen, um mehr Sexstellungen einnehmen und tiefer eindringen zu können. Das Praktizieren von »Pantha Hatha Yoga« hilft dabei und wird Glück in Ihr Leben bringen. Ein weiterer Vorteil von »Pantha Hatha Yoga« ist die tiefe At-

mung und Entspannung, die dazu beitragen kann, die Verbindung und Intimität mit Ihrer Partnerin/Ihrem Liebhaber zu vertiefen.

- Training Ihrer Geistes- und Willenskraft stärkt Ihr Selbstwertgefühl und wird Ihrem Partner Freude an Ihrer Seite bereiten, da Sie länger durchhalten können (Gefühl: WOW). Sagen Sie sich selbst immer: »Ich werde es tun und ich kann es tun!« Denken Sie daran, dass ein Mann die Erregung in seinem Gehirn zunächst mit einem Bild erlebt. Dieses Bild überträgt sich dann auf seine Genitalien und er beginnt, sich sexuell erregt zu fühlen.
- Mit der eigenen Grenze zu spielen ist eine Übung für Männer, die man als »Edging" bezeichnet. Die Technik zum Üben von Edging besteht darin, bis zu dem Punkt zu masturbieren, an dem man fast zum Orgasmus kommt, dann aber langsamer zu werden und tief zu atmen. Wiederholen Sie dies einige Male.

Hinweis für Männer: Wenn Sie Sex haben oder mit einer Frau schlafen, achten Sie darauf, dass Sie ihr immer helfen, auch befriedigt zu sein. Auch wenn Sie als Erster gekommen sind, sollten Sie darauf achten, dass sie schlussendlich auch kommt. Sie können sie mit Oralsex stimulieren oder sie mit den Händen befriedigen, damit sie auch einen Orgasmus hat. Wenn ein Mann seinen Orgasmus bekommt und dann seine Partnerin hängen lässt, ohne dass ihr Orgasmus stattfindet, ist das für eine Frau sehr frustrierend. Schließlich baut der sexuelle Akt die sexuelle Spannung auf, damit auch ihr Höhepunkt stattfinden kann.

21 – Denken, Fühlen und Tun

Je mehr Sie die Sexenergie verstehen, desto mehr werden Sie begreifen, dass sie ein großes und wichtiges Fragment unseres Lebens ist. In der Tantra-Welt spiegelt bewusster Sex oder Liebesspiel das Leben selbst wider, und wenn im Tantra von »Sexenergie« die Rede ist, ist damit »Lebensenergie« gemeint. Sex darf nicht immer mit Reproduktion verwechselt werden. Vielmehr ist das ganze Spiel der Lebensenergie Sex, die Reproduktion nur ein Teil dieses Spiels.

Sex ist ein sehr weiter Begriff. Denken Sie darüber nach, ob Sie Sex als ein bewusstes Spiel der Liebe oder des Liebesakts zu einem schönen Kick oder einer Glückseligkeit machen können, genauso wie Sie den Kick und gute Gefühle aus Ihrem Lieblingsspiel erhalten.

Im Tantra heißt es, wenn jemand dieses Spiel der Liebe versteht, dann kann Sex oder das Liebesspiel zu einer Quelle der eigenen Glückseligkeit werden. Es bedeutet, dass man zu sich selbst real und authentisch sein muss wie in jedem anderen Spiel. Nur dann könne man einen authentischen Partner anziehen und das Gefühl von echter Liebe oder bewusstem Sex erfahren. Das bedeutet, dass alles von Ihnen ausgeht. Hmmmm …

Nehmen Sie sich jetzt etwas Zeit zum Nachdenken. Denken Sie zuerst daran, sich selbst zu lieben und zu akzeptieren.

Lesen Sie diese Zeilen auch dann sorgfältig und bewusst, wenn Sie denken, dass Sie keine Zeit für Selbstvergnügen oder Selbstbefriedigung haben. Wie oft sagen Sie sich und anderen immer wieder, dass Sie keine Zeit haben, sich selbst Freude zu bereiten? Aber die Frage ist, aufrichtig nachzudenken und sich zu fragen: Was sind meine Prioritäten?

Hier sind einige Anhaltspunkte für Ihre Gedanken:

Verwenden Sie zum Beispiel intelligente elektronische Kalender, um das Thema Selbstpflege oder Selbstvergnügen wie einen Termin einzutragen. Ihr Körper ist heilig, deshalb nenne ich ihn gern auch Körpertempel. Also nehmen Sie sich die Zeit, ihm eine besondere Behandlung zukommen zu lassen. Geben Sie sich selbst täglich mindestens zehn bis fünfzehn Minuten, um sich etwas Liebe zu schenken. Die Zeit bestimmen Sie. Sie tragen alles Mögliche in Ihren Kalender ein – Ihre Arbeitszeiten, Arzt- oder Anwaltstermine, Familientreffen und viele andere Dinge. Warum nicht auch ein Zeitfenster für Ihr persönliches Vergnügen oder Ihre Selbstbefriedigung eintragen?

Selbstbefriedigung oder Selbstvergnügen kann als Selbstfürsorgepraxis betrachtet werden, wie zum Beispiel eine Massage, Work-out und Training oder ein Geschenk für sich selbst zu kaufen. Sie müssen nicht darauf warten, dass jemand anderes dies für Sie tut.

Wussten Sie, dass die Praxis, sich selbst Freude zu bereiten, Sie im täglichen Leben viel produktiver und glücklicher machen kann? Machen Sie es deshalb zu einer lustigen Erfahrung und denken Sie daran, dass es Ihr Geburtsrecht ist. Sie können Sexspielzeuge, wie zum Beispiel Vibratoren,

Plugs usw., benutzen.

Wenn Sie Selbstvergnügen oder Selbstbefriedigung zu einem Teil Ihres Alltags machen, lässt sich auch ein gesundheitlicher Nutzen erzielen. Studien zeigen, dass Menschen, die täglich Selbstbefriedung/Selbstvergnügen praktizieren, aufgrund der Ausschüttung des Hormons Oxytocin eine längere Lebensspanne und weniger Stress in ihrem Körper haben. Ihre Migräne ist unter Kontrolle, sie schlafen besser und es senkt das Risiko von Brust- und Prostatakrebs.

Also, machen Sie es! Tun Sie es, weil Sie es verdienen.

22 – Es dreht sich alles um Vergnügen und Spiel, insbesondere das Analspiel

Nehmen Sie irgendeine Art von Ring und stellen Sie sich vor, dass Ihr Finger den Lingam (Penis) und der Ring die Yoni (Vagina) symbolisiert. Wenn Sie also den Ring auf den Finger stecken, vereinigt er das Yang- oder Shiva-Element und das Yin- oder Shakti-Element zu einer Einheit.

Wenn Sie diese Idee richtig verstehen, dann werden Sie automatisch anfangen, Sex und Ihre Vergnügungszeit zu genießen. Außerdem wird es der Moment Ihres Erwachens oder Selbstwachstumsprozesses sein, was das Ziel des bewussten Liebesspiels in der tantrischen Welt ist. Ziel der Techniken in diesem Ratgeber ist es, Ihnen den Faktor »innerer Liebesenergiefluss« verständlich zu machen, sodass Sie sich entspannen und mit den körperlichen Herausforderungen umgehen können, wenn Sie das bewusste Liebesspiel oder Sex praktizieren. Wenn Sie in der Lage sind, mit dem Leben zu fließen, wird auch das

Leben mit Ihnen fließen. Der Erfolg wird Ihnen leichter fallen, und Sie werden die Fähigkeit entwickeln, zu lieben und lieben zu lassen.

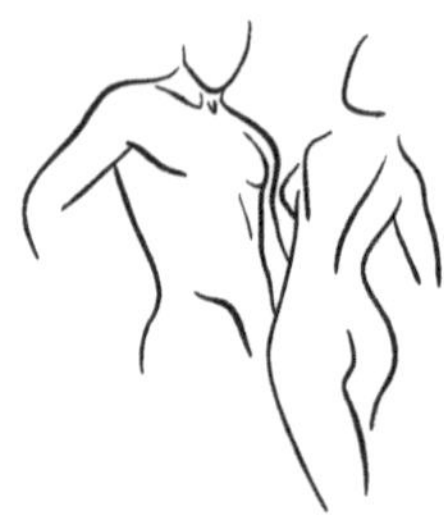

Bringen Sie leichte sinnliche Momente in das Beziehungsleben mit Ihrem Partner. Sie können zum Beispiel gemeinsam zu erotischer Musik tanzen, etwas Wein trinken, um die Hemmungen zu lockern, und sich dann langsam, aber provokativ gegenseitig die Kleider ausziehen. Wenn es sich gut anfühlt, dann setzen Sie sich einander in einer einfachen Pose nackt gegenüber. Berühren, küssen, lecken oder stimulieren Sie sanft das linke und rechte Ohrläppchen des anderen, die linke und rechte Brustwarze des anderen, den Nabel des anderen und dann sanft die Klitoris und den Penis. Die Idee ist, dieses erotische Spiel des Berührens, Küssens, Leckens und schließlich der Stimulation gemeinsam für eine erfüllende Erregung zu genießen. Fühlen Sie sich frei, erotisch kreativ zu sein, wenn Sie das Spiel der Liebe und des Vergnügens spielen.

Lassen Sie von Zeit zu Zeit das Vergnügen zu, sich durch Ihren gesamten Körper zu bewegen und nicht nur auf Ihre Genitalien beschränkt zu bleiben. Schauen Sie, ob Sie das Vergnügen an verschiedene Orte in Ihrem Körper manövrieren können. Erlauben Sie sich, wie verrückt zu lachen, verrückt zu werden, in totaler Glückseligkeit und Ekstase zu sein. Wussten Sie, dass viele Menschen Ekstase ohne Geschlechtsverkehr erleben? Tatsache ist, dass wir Menschen aus Energie bestehen, und indem wir spielerisch sind, können wir auch energetische Orgasmen erleben, was sich wie angenehme Wellen anfühlt, die sich im ganzen Körper ausbreiten.

Anales Vergnügen

Viele Menschen denken, dass Vergnügen und Spiel nur mit der Vagina oder dem Penis verbunden sind. Aber es gibt auch noch eine andere Lustdimension, und das ist das anale Vorspiel und der anale Sex. Ich glaube, dass es in der heutigen Zeit wichtig ist, etwas Licht in dieses Tabuthema zu bringen. Sowohl Frauen als auch Männer sind neugierig darauf, zu erfahren, wie Analsex funktioniert. Deshalb hier einige Richtlinien, die befolgt werden sollten, damit Sie die Erfahrung des analen Vorspiels und des Analsex verstehen und genießen können.

Wenn Sie den Anus in erregtem Zustand beobachten, ist dieser in der Regel aufgebläht, das heißt es wird mehr Blut in den Bereich gepumpt. Der Anus hat die zweithöchste Konzentration an Nervenenden, wobei die Klitoris im weiblichen Körper an erster Stelle steht.

Nehmen Sie sich vor dem Eintauchen Zeit, um das Gebiet um den Anus herum aufzuwärmen und das Vergnügen an dieser Stelle zu entdecken. Das ist umso wichtiger, wenn Sie bereits negative Erfahrungen in dieser Region gemacht haben.

Im Folgenden einige Punkte, die Sie sich merken sollten, bevor Sie mit dem Liebesspiel »Analsex« beginnen.

Gleitmittel spielen eine wichtige Rolle

Wenn Sie eine Penetration planen, verwenden Sie eine geeignete Menge Kokosnussöl oder ein anderes organisches Intimgleitmittel.

Analspiel kann unschön sein

Der Anus ist zweifellos ein Ort, an dem Sie auf eine besondere Art von Bakterien stoßen können. Also dringen sie nach dem Spiel mit dem Anus nicht in andere Körperöffnungen ein, ohne sich vorher zu säubern. Um diesen Vorgang einfach und sicherer zu machen, können Sie Kondome und Handschuhe verwenden.

Informieren Sie sich im Internet über Anal- und Dickdarmreinigung und führen Sie diese gegebenenfalls durch, da beim Analspiel immer etwas Dreck herauskommen kann. Sollte dies passieren, seien Sie verständnisvoll und einfühlsam miteinander, wenn in diesem Fall Scham oder Angst an die Oberfläche kommen.

Anal-Massage anwenden

Die anale Massage hilft, das Gewebe zu erwärmen. Das Analgewebe gleicht einem Ballon. Ein Ballon wird deinen Finger herausschubsen, wenn du ihn abrupt hineinsteckst. In den meisten Fällen können Sie jedoch die andere Seite des Ballons berühren, wenn Sie Ihren Finger langsam und entspannt eintauchen. Durch die sanfte Anwendung der Analmassage können Sie lernen, wie Sie die Afterschließmuskeln (äußere und innere) verführen können, sich zu öffnen. Eine gut durchgeführte Analmassage kann auch tief entspannend sein. Wenn Sie in die Welt des Analspiels einsteigen, gehen Sie immer sehr langsam vor, weil Risse im Analgewebe sehr lange brauchen können, bis sie verheilen.

Hilfreich kann es sein, wenn Sie zunächst mit dem Bewusstseinsprozess Ihrer eigenen Anatomie der analen Erregung beginnen. Machen Sie anale Selbstvergnügungsübungen, um zu erfahren, wie langsam oder schnell sich Ihr Gewebe öffnet und welche Arten von analen Spielen Ihr Körper wirklich liebt. Es ist auch gut, sich vor Augen zu halten, dass ein gewisses Maß an Respekt vor der Stimmung und dem Timing des Anus Ihres Liebhabers vorhanden sein sollte. Sie müssen wirklich verstehen, was das Gewebe Ihnen sagt. Wenn es erwärmt und entspannt ist und sich sicher fühlt, wird es sich öffnen.

Die Elemente, mit denen das anale Vorspiel beginnt, sind das Berühren und Festhalten von Bereichen des Afters mit unterschiedlichem Druck. Erfahren Sie, wo das Gewebe straff, widerstandsfähig und flexibel ist. Wenn Sie einen Finger an eine Stelle halten, werden Sie erst Anspannung und dann Entspannung bemerken. Üben Sie auf die richtige Art und Weise, um ein Anusflüsterer zu werden, der die Rosenknospe zum Öffnen bringen kann. Seien Sie geduldig mit dem Aspekt der Penetration, denn eine schnelle und schlechte Erfahrung beim Analsex kann die Dinge zum Erliegen bringen.

Denken Sie daran, dass die anale Erkundung sehr verletzlich sein und unerwartete Emotionen hervorrufen kann. Seien Sie darauf vorbereitet und überstürzen Sie nichts. Machen Sie bei Bedarf einige Tage Pause mit analen Sexualpraktiken und kommen Sie dann zurück, um es später wieder zu probieren.

Analplugs verwenden

Buttplugs können für den Genuss einer heißen Analsex-Aktion großartige Aufwärmvorschläge sein. Wie bereits erwähnt, ist Analsex ein Spiel von Geduld und Präsenz. Daher würde ich vorschlagen, sich das Wochenende oder Tage zu nehmen, an denen Sie und Ihr Liebhaber genügend Zeit haben, sich auf diese Erkundung einzulassen. Es ist immer schön, die Rosenknospe, den Anus oder die rektale Passage vorzubereiten, bevor Sie eine Analsex-Sitzung mit Penetration planen. Beginnen Sie mit einer kleinen analen Massage mit Öl oder Intimgleitmittel, wie am Anfang erklärt, und wenn Sie und Ihr Partner/Liebhaber das Gefühl haben, dass es so weit ist, führen Sie langsam einen gut geölten Finger in den Anus Ihrer Partnerin/Liebhaberin ein. Lassen Sie sie einige tiefe Atemzüge machen, um Ihren Finger im Innern zu spüren. Ersetzen Sie Ihren Finger dann durch einen sauberen kleinen Buttplug, der vorzugsweise mit einem Kondom bedeckt ist. Lassen Sie Ihre Liebhaberin/Partnerin langsam atmen und das Gefühl wahrnehmen. Nachdem sie eine Weile einen Buttplug in sich getragen hat, wird sich das Gewebe dehnen und entspannen. Dann können Sie Ihren Penis langsam in die Rosenknospe einführen.

Mein Rat an Sie ist, sich gut über Analsex aufzuklären. Denken Sie daran, dass es beim Analsex nicht nur um Penetration geht. Viele Menschen berichten, dass der äußere Schließmuskel der Ort ist, von dem ihr ganzes Vergnügen herkommt.

Besonders beim Analspiel braucht man viel Zeit, um neue Dinge zu erforschen und zu entdecken. Porno ist nicht Ihr Freund in diesem analen Sexspiel.

23 – Tantrisches Pornovergnügen

Schauen Sie gern Pornos? Lieben Sie es, zwei Körper zu sehen, die miteinander Liebe machen oder miteinander ficken? Lieben oder mögen Sie es, zu masturbieren oder vielleicht Sex zu haben, während Sie sich Pornos anschauen?

Wenn Ihre Antwort auf eine dieser Fragen oder auf all diese Fragen Ja lautet, dann ist dieses Kapitel speziell auf Sie zugeschnitten. Studien zeigen, dass viele Menschen beim Ansehen von Pornovideos masturbieren, aber dazu neigen, den vollständigen Körperkontakt mit sich selbst zu verlieren, da sie nur darauf bedacht sind, zu ejakulieren, um zu einem Ende zu kommen.

Nun, was könnte ein gutes Modell sein, um Pornografie und tantrische Art und Weise des bewussten Liebes- oder Sexlebens zu kombinieren, sodass Menschen das volle Spektrum ihres eigenen Körpers zusammen mit dem Körper ihres Partners genießen können, während sie sich am Sexakt beteiligen? Die Rückkehr zu den eigenen körperlichen Gefühlen beim Ansehen von Pornos wird oft als verkörperte somatische sexuelle Erregungserfahrung bezeichnet. Erotische Erlebnisse sollten keine trägen, sondern energetische, faszinierende und angenehme Momente sein.

Statistiken zeigen, dass Milliarden von Viewern wöchentlich Internetpornos nutzen, hauptsächlich um zu masturbieren. Aber eine solche Art der Masturbation besteht nur darin, sich schnell einen runterzuholen und dann zum täglichen Leben zurückzukehren, ohne diese Erfahrung auszukosten. Das Anschauen von Pornos dient hauptsächlich dazu, Erregung in unserem Genitalbereich zu erzeugen oder aufzubauen und schließlich die sexuelle Spannung zu lösen. Das ist ein interessantes Muster, das in unserer Kindheit oder Pubertät begann, als sich all die unklaren Vorstellungen von Sexualität in unseren Gehirnen und Körpern ansammelten. Und es geschah und geschieht immer noch, weil es an der richtigen Art von sexueller Schulung oder Anleitung mangelt.

Meine fast sechzehnjährige Forschung auf dem Gebiet des Tantra hat mir gezeigt, wie wichtig und nützlich es ist, die sexuell erregten Gefühle in unseren gesamten Körper und unser Leben zu integrieren. Indem ich die tantrische Art und Weise des bewussten Liebesspiels praktiziere, habe ich herausgefunden, dass wir Pornos auf eine sehr interessante und köstliche Weise in unser Sexleben integrieren können.

Wie wäre es, wenn Sie von nun an einige meiner einfachen Tipps nutzen, um sie mit Ihrem Liebesspiel oder Ihrer Selbstvergnügungszeit zu verbinden?

Nehmen Sie doch das nächste Mal, wenn Sie sich allein oder mit Ihrem Partner einen Porno ansehen, eine stehende Position mit leicht gebeugten Knien ein. Auf diese Weise lassen Sie einige reizvolle Impulse, die in Ihrem Körper entstehen, zu. Sie werden zum Beispiel Lust haben, Ihren Körper rhythmisch frei zu bewegen, Sie werden aktiver, geerdeter und allmählich sogar wieder ins Gleichgewicht kommen. Ein weiterer Vorteil des Stehens beim Zuschauen besteht darin, dass Sie mit einer Hand masturbieren und sich mit der anderen Hand über Ihren ganzen Körper oder den Körper Ihres Liebhabers bzw. Partners bewegen können. Es ist ratsam, Ihren Laptop, Ihr Smartphone oder Tablet auf einer höheren Plattform dabei in Schulter- oder Augenhöhe zu platzieren, und diese Art des Zuschauens mehrere Male zu üben. Es könnte einige Sitzungen dauern, bis Sie sich an diese neue, aber schöne Art der Masturbation gewöhnt haben.

Ein weiterer Vorschlag wäre, für den endgültigen Countdown eine gute Tanzmusik bereitzuhalten. Wenn Sie jetzt mit leicht gebeugten Knien stehen und Ihren Körper zusammen mit den Händen auf Ihren Genitalien und anderen Körperteilen bewegen und gleichzeitig ein gutes Körpergleichgewicht halten, tun Sie, wenn Sie sich schließlich dem Gefühl des Orgasmus nähern, Folgendes: Anstatt zu ejakulieren oder zum Höhepunkt zu kommen, spielen Sie die Tanzmusik und fangen Sie an zu tanzen und die Welle Ihrer sexuellen Energie zu feiern. Fangen Sie nach wenigen Minuten wieder an zu masturbieren, während Sie sich den Porno anschauen, oder geben Sie sich vielleicht dem Geschlechtsakt hin, aber lassen Sie diesmal Ihre Genitalien zum Höhepunkt kommen. Üben Sie dieses tantrische Pornoritual so oft wie möglich bewusst, damit Sie Ihr heißes, erfülltes Sexleben intensiv genießen können.

Zögern Sie nicht, mich für weitere Unterstützung zu kontaktieren (www.path-of-living.de).

24 – Sexuelle Chemie

Ich schließe das Buch mit diesem Kapitel ab, weil die »sexuelle Chemie« sowohl in Ihrem individuellen als auch in Ihrem Liebesbeziehungsleben eine entscheidende Rolle spielt. Sich der inneren Ausreden bewusst zu sein, die wir alle benutzen, um die sexuelle Chemie von Leidenschaft und Lust zu sabotieren, kann Ihnen helfen, sie zu überwinden, sodass Sie Ihr Sexleben in vollen Zügen genießen können. Die sogenannten Fakten als innere Dialoge laufen immer in Ihrem Gehirn ab. Zum Beispiel: Im Moment mache ich die Wechseljahre durch, ich habe eine erektile Dysfunktion oder bin am Ende des Tages müde usw.

Das mag zwar der Wahrheit entsprechen, aber das bedeutet nicht, dass Sie sie als Entschuldigung dafür benutzen sollten, keine Verbindung zu Ihrer oder der sexuellen Chemie Ihres Partners/Liebhabers herzustellen. Ihre Gehirnficks und negativen Halluzinationen sollten Sie nicht davon abhalten, das bewusste Liebesspiel oder das heiße, erfüllte sexuelle Liebesspiel zu genießen. Sie sollten immer im Hinterkopf behalten: *Egal, was passiert, ich werde hartnäckig sein und das Spiel der sexuellen Chemie in Zukunft mit mehr Eigenliebe gewinnen.*

Ich glaube wirklich, dass man alles erreichen kann, wenn man hartnäckig ist. Suchen Sie also von jetzt an nach den richtigen Methoden und Werkzeugen, die Sie in Ihrem Sexleben voranbringen können. Lesen und experimentieren Sie immer wieder mit diesem Ratgeber, damit sich Ihre geistigen sexuellen Blockaden und Ihre Scham lösen können. Nehmen Sie bewusst jemanden als Ihren Sex-/

Tantra-Mentor auf, der die Ergebnisse erzielt, die Sie sich wünschen.

Um Ihr zukünftiges Sex-Leben aufregend zu gestalten, lassen Sie uns jetzt einen Blick auf Ihre persönliche Chemie werfen!

Zu Ihrer persönlichen Chemie gehören Sexhormone, die Dominanz der Neurotransmitter, die Gesundheit des Bluts, Veränderungen im Leben und monatliche biologische Veränderungen. Ihre sexuelle Chemie hängt von diesen Faktoren ab. Nehmen Sie sich also Zeit, sich mit diesen Dingen auseinanderzusetzen und daran zu arbeiten, damit Sie ein besseres, futuristisches Sexleben führen können.

Hier einige Schritte zur Verbesserung Ihrer persönlichen Chemie:

- Vereinbaren Sie einen Termin mit einem guten Bio (Alternativmedizin)-Sexologen, damit er/sie Ihre persönliche Chemie überprüfen oder messen kann. Werte, die Sie nicht gemessen haben, können Sie nicht ändern.
- Eliminieren Sie Hormonstörer wie Lufterfrischer um Sie herum, weil sie dazu neigen, auf Ihren Hormonrezeptoren wie Östrogen und Testosteron zu sitzen.
- Sorgen Sie für eine ausgewogene Ernährung, frische Luft und guten Schlaf.

Tauchen wir nun ein in Ihre sexuelle Chemie!

Die sexuelle Chemie steht proportional zur sexuellen Anziehung und sexuelle Anziehung zwischen zwei Menschen geschieht aufgrund von Pheromonen. Pheromone sind starke chemische Signale, die von einem Organismus ausgesendet werden, um etwas Spezifisches in einem anderen Organismus auszulösen (meist sexuelle Signale). Nun gibt es einen wichtigen Nerv in Ihrer Nase, der als nullter Hirnnerv (Terminalisnerv) bezeichnet wird. Pheromone einer anderen Person gehen in den nullten Hirnnerv und von dort direkt zu den Sexzentren in Ihrem Gehirn. Dann liest Ihr Körper die Signale und beginnt gleichzeitig, das Immunsystem der anderen Person zu lesen. Auf diese Weise wird die Anziehung erzeugt. Wenn all dies in unseren Gehirnen und Körpern geschieht, findet ein innerer, unbewusster Dialog statt, der in etwa so abläuft: »Oh, diese Person hat eine Signatur von Dingen, die mir in meinem Immunsystem fehlen, und wenn wir Sex haben, dann können wir einen besseren Nachkommen schaffen.« So funktioniert die Anziehungskraft der sexuellen Chemie.

Als Nächstes sind Polarität und Magnetismus zu nennen. Denken Sie an zwei Magnete: Der eine hat eine positive und der andere eine negative Seite – sie ziehen sich an. Wenn sie eine positive und noch eine positive Seite haben, dann stoßen sie sich gegenseitig ab. Wenn wir also eine optimale sexuelle Chemie schaffen wollen, brauchen wir mehr Magnetismus. Das bedeutet, dass wir entgegengesetzte Pole brauchen – Dinge wie die dunkle (Yin) Energie und die helle (Yang) Energie, um Anziehung zu erzeugen. Wir alle kennen die Aussage »Gegensätze ziehen sich an«.

Dann haben wir einen emotionalen Verbindungs- oder

Trennungsfaktor, auf den wir achten müssen. Es ist immer gut, die sexuelle Chemie zu verbessern. Am besten ist es, zuerst Ihre eigene Chemie zu verbessern, wie wir zu Beginn dieses Kapitels besprochen haben. Dann bereinigen Sie Ihre emotionalen Dinge oder Ihren emotionalen Mist, indem Sie individuell Verantwortung übernehmen und auf eine positiv gesunde Art und Weise miteinander kommunizieren.

Das Letzte ist, mithilfe von »Abenteuerdates« Spaß miteinander zu haben. Bei Abenteuerdates geht es um Leidenschaft, Mysterium, Frische und Ungezogenheit, um sexuelles Verlangen zu erzeugen. Es geht nicht um die alte Art und Weise, wenn Sie über das sprechen, was Sie bereits wissen, oder wenn Sie zum Abendessen in das Restaurant gehen, in das Sie seit Jahren gehen.

Nutzen Sie effektive Kommunikation, um eine intensive und schöne sexuelle Chemie zu entwickeln. Wirksame Kommunikation zwischen Liebenden oder Partnern ist dann gegeben, wenn die Worte, der Stimmklang und die Körpersprache miteinander harmonieren oder aufeinander abgestimmt sind. Die Partner/Liebhaber sollten sich sicher fühlen, wenn sie ihr Unbehagen mitteilen. Denken Sie immer daran, die Ängste, den Stress und die Überforderung in Ihrer Beziehung/Partnerschaft zu überwinden. Fangen Sie also an, Ihrer Beziehung und Ihrer Liebe mehr und mehr Priorität einzuräumen.

Um ein optimales Wachstum in Ihrem Liebesleben zu erreichen, folgt hier eine Liste von Praktiken, die Teil meiner Methode des »Path of Living« sind (www.path-of-living.de).

Denn Informationen werden nicht ausreichen, um eine Transformation zu bewirken. Sie müssen auch handeln!

Praktiken und Systeme, um sich zu entwickeln:

- Denken Sie immer daran, dass nichts wichtiger ist als Ihre Verbindung, Harmonie und Liebe als Paar.
- Konzentrieren Sie sich beim sexuellen Lieben eher auf die Pflege und den Energieaustausch als auf den Orgasmus oder Leistungsziele.
- Versuchen Sie nicht, den zu besitzen, den Sie lieben, sondern versuchen Sie, einen offenen und flexiblen Geist zu haben.
- Denken Sie daran, dass das bewusste Lieben oder Tantra eine Kunstform ist. Mit Zeit, Geduld und Übung werden Sie besser.
- Wenn Sie und Ihr Partner feststecken oder zu müde sind, um sich gegenseitig zu nähren, versuchen Sie es trotzdem, denn dies ist die Zeit, in der Sie es am meisten brauchen.
- Sprechen Sie bewusst und ohne Schuldzuweisung.
- Setzen Sie Ihre Hände bewusst ein, um jede Berührung zu einer leidenschaftlichen, erfüllenden Berührung der Liebe zu machen.
- Halten Sie beim intimen Liebesspiel Ihre Augen so weit wie möglich offen, um mit Ihrem Partner/Liebhaber in Kontakt zu bleiben.
- Trainieren Sie sowohl bei den Solo- als auch bei den Paarübungen immer wieder Ihren PC-Muskel.
- Männer – entscheiden Sie sich dafür, mindestens

eine Ejakulation nicht zuzulassen, wenn Sie etwa vier Mal Liebe machen.

- Wenn der Moment des Orgasmus gekommen ist, nutzen Sie diesen Moment, um sich gegenseitig durch positive und liebevolle Kommentare zu stärken.
- Bleiben Sie nach Ihrem Orgasmus mit Ihrem Geliebten verbunden.
- Genießen Sie die Momente der Anmut, indem Sie sowohl empfangen als auch geben.
- Denken Sie bei jedem Liebesakt daran, die Yin- und Yang-Rollen mehrmals zu tauschen.
- Tantra betrachtet den Körper als Tempel der Geister. Deshalb ist es unsere heilige Verantwortung, diesen Tempel gut zu behandeln.
- Nicht zuletzt sollten Sie diese natürlichen Nährstoffe verwenden, um Ihre sexuelle Potenz zu verbessern: Essen Sie täglich fünf bis sieben Datteln, bereiten Sie eine Mischung aus Bio-Wassermelone mit ein paar Tropfen Bio-Zitrone und Bio-Peri-Peri-Sauce zu und verzehren Sie sie vor dem Abendessen.

Liebe Leserinnen und Leser, bitte denken Sie daran, dass wir alle besser werden und uns erneuern und frischen Wind in unsere Beziehungen bringen können, wenn wir diszipliniert sind und unseren Geist und Körper täglich trainieren. Jeder macht eine Veränderung durch, Sie müssen sich ihrer nicht schämen. Wir alle sind dabei, uns jeden Tag in eine höhere Form zu verwandeln. Also, ergreifen wir aktiv die Initiative, um die negative Stimme in unseren Köpfen zu zerschlagen, die sagt: »Ihr seid es nicht wert, Sex, Vergnügen und Lebendigkeit zu genießen.«

Haftungsausschluss

Anmerkung für den Leser: Dieses Buch schildert wahrheitsgetreu meine sechzehn Jahre Forschung und Erfahrung, die ich aus einer Vielzahl von Quellen, Trainern, meinen Workshops und Seminaren geschöpft habe.

Dieses Buch soll informieren, belehren, bilden und unterhalten. Obwohl es hilfreich sein sollte, kann Ihnen kein Buch alles sagen, was Sie über die Themen, die es zu behandeln versucht, wissen wollen oder müssen.

Viele der in diesem Buch erwähnten Methoden und Techniken sind nicht unbedingt für alle zu empfehlen. Weder der Autor noch der Herausgeber sind verantwortlich oder haftbar für psychosomatische Schäden, die direkt oder indirekt durch dieses Buch verursacht werden.

Wenn Sie mit dem oben Erwähnten einverstanden sind und es akzeptieren, dann beginnen Sie ab jetzt das tägliche Experimentieren mit diesem neuen Buch vor Ihnen.

Genießen Sie die Reise!

Widmung und Danksagung

Dieses Buch ist meiner Mutter Sudha Mehta gewidmet, weil ich durch sie auf diesen Planeten Erde kam und mein Leben begann. Es ist aber auch Ihnen, meinen lieben Leserinnen und Lesern, gewidmet.

Das Schreiben dieses Buches war eine wunderschöne Erfahrung für mich, und so möchte ich von ganzem Herzen Matthias Heubach danken, der meine intensive Reise positiv unterstützt und mir sein Vertrauen geschenkt hat. Dann danke ich Annapurna dafür, dass sie meine Liebes-Sex-Tantra-Muse ist. Auch meinem verstorbenen indischen Freund Karan aus Mumbai danke ich, der mich 2002 gedrängt hat, die Forschung auf dem Gebiet des Tantra zu betreiben. Dank geht auch an meinen ersten Tantra-Lehrer Rajneesh, der mir unschätzbare Einblicke in dieses Thema gewährt hat.

Schließlich bedanke ich mich bei Pantha, der mich inspiriert hat, dieses Buch für Sie alle zu schreiben.

Film-Tipps:
»Rocco« (Netflix)
»Don Juan DeMarco«

Buchtipps:
»Kama Sutra«: Die Kunst der Liebe« (Vatsyayana Mallanaga)
»Sexuelle Reflexzonenmassage: Aktivieren der taoistischen Liebespunkte« (Mantak Chia)
»Kamasutra«: Liebe – Achtsamkeit – Erfüllung« (Kalashatra-Govinda)

Kamasutra-Audiotracks:
Mizik – Kamasutra
Jason Derulo ft. Kid Ink – Kama Sutra

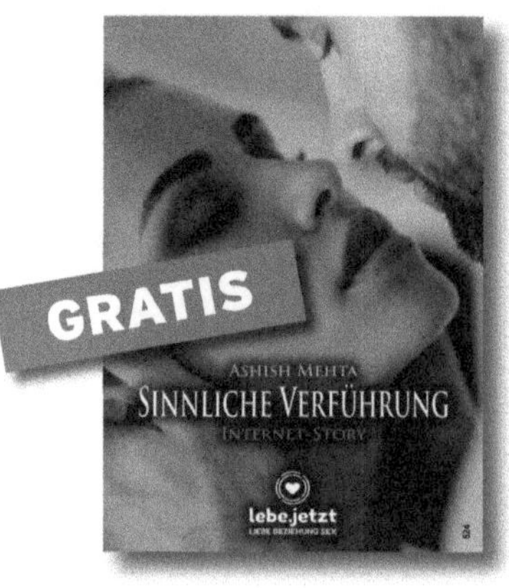

Leseprobe:
Ashish Mehta
Sinnliche Verführung

Es war Freitagabend und ich saß im Zug nach Köln, wo ich meinen ersten Wochenend-Workshop zum Thema »Tantra und Sex« in einem Tantra-Institut geben wollte. Der Zug war überraschenderweise angenehm leer und es saßen nur wenige Mitreisende mit mir im Wagen.

Perfekt, dachte ich mir, denn so konnte ich noch ein wenig entspannen und runterkommen vom anstrengenden Tag. Ich machte es mir mit einem Glas Wein gemütlich und ließ meine Gedanken schweifen. Auf einmal blitzten in meinem Gehirn Bilder und Erinnerungen an die Begegnung mit meiner Tantra-Sexdame Anapurna auf. Meine Erinnerungen versetzten mich in die abenteuerliche, wunderbare Rolle, als ich Anapurna im Herbst in einem Café zu einer Verabredung traf …

Ich war wenige Minuten vor ihr im Café und bestellte mir meinen geliebten extra starken Espresso. Während ich ihn trank, bewegte mich etwas dazu, einen Blick auf die Eingangstür zu werfen. Und da sah ich, wie Anapurna hereinkam. Sie sah umwerfend aus. Sie trug eine hautenge Hose, Overkneestiefel und einen engen Rollkragenpullover. Ihr Körper war in diesem Outfit einfach sexy und es brachte ihre Brüste, ihren Po und ihre Beine extrem gut zur Geltung. Als Tantra-Worker muss ich zugeben, dass mich der Anblick saftiger und gut trainierter Frauenkörper einfach magisch anzieht. Anapurnas Körper war so einer. Sie war gut in Form, fit und sehr attraktiv.

Ich stand auf und winkte sie zu mir. Als sie sich mit ihrem geschmeidigen Gang meinem Sitzplatz näherte, wippten ihre tollen, langen, glänzenden Haare im Takt. Sie kam an meinen Tisch und sagte »Hallo«. Ich begrüßte sie mit einer herzlichen Umarmung. Es war schön für mich zu sehen, dass sie meine Umarmung erwiderte. Es fühlte sich gut an, ihren Körper so nah zu spüren und sie zu riechen. Doch ich musste mich wieder lösen. Sie nahm mir gegenüber Platz und sagte mit einem Lächeln: »Wow, dein Espresso sieht gut aus. Ich werde mir auch einen bestellen.«

Die Zeit verging wie im Fluge, während wir über uns sprachen. Wir waren uns einig, dass wir uns gern noch ein bisschen besser kennenlernen wollten. Aber für den Abend hatten wir beide noch etwas anderes geplant und so verabschiedeten wir uns nach ein paar wunderbaren Stunden voneinander, wollten aber in Kontakt bleiben.

Als die Tage vergingen, merkte ich schnell, dass mir unser Treffen nicht mehr aus dem Kopf ging. Und so rief ich sie am Freitag, drei Tage nach unserem Treffen im Café, an und fragte sie, ob sie mich nach Feierabend in meiner Wohnung besuchen wolle. Ohne zu zögern antwortete sie: »Das würde ich sehr gern.« Ich dachte: *Wow!* Das war ein großartiges Gefühl für mich, denn es zeigte mir, dass zwischen uns eine gegenseitige Schwingungsübereinstimmung bestand. Das Prinzip des Tantra besteht auch darin, dass der Liebesakt verstärkt wird, wenn Liebende/ Partner auf der gleichen Schwingungsebene die gleiche Frequenz haben.

Als ich darüber nachdachte, verspürte ich den Drang, unseren Abend zu einem unvergesslichen Abend zu machen. Ich ging los, um Wein, Käse, Weintrauben und Schokolade für uns zu besorgen.

Es war ein wunderschöner Herbstabend und ich freute mich, dass ich heute einen so netten Gast in meiner Wohnung haben würde. Also kaufte ich ein, bereitete den Esstisch vor und dekorierte ihn. Um eine schöne Atmosphäre zu kreieren, zündete ich Kerzen in der ganzen Wohnung und eins meiner Lieblingsaromaöle an (ich liebe Aromaöle).

Als ich uns gerade heißen Masala Chai zubereitet hatte, klingelte es auch schon an der Tür. Ich öffnete, begrüßte Anapurna herzlich und bot ihr eine Tasse indischen Masala Chai an. Der Geschmack gefiel ihr sehr gut und sie machte mir ein Kompliment, dass ich ihn für uns gekocht hatte. Masala Chai bedeutet übrigens nicht, einfach einen Teebeutel in eine Tasse zu tun und heißes Wasser draufzukippen. Nein, die Zubereitung von Masala Chai wird mit Liebe und der Zugabe von schwarzem Tee und verschiedenen Gewürzen sowie etwas Milch zelebriert.

Während wir tranken, unterhielten wir uns ein wenig. Nachdem unsere Tassen leer waren, sagte ich ihr, dass sie eingeladen sei, einen leichten Abendsnack mit mir einzunehmen. Sie meinte lächelnd, solch ein Angebot ja nicht ablehnen zu können. Dann fragte sie plötzlich, ob sie mein Badezimmer benutzen könne, um sich etwas frisch zu machen. Ich bot ihr ein sauberes Handtuch an und zeigte ihr den Weg zum Bad. Sie ging hinein und schloss die Tür. Ich ging in Richtung Küche, um die letzten Essensvorbereitungen zu treffen. Irgendwie war alles verrückt und wunderbar an diesem Abend und mein Geist driftete immer wieder zu dem Bild meiner tantrischen Frau, wie ich sie mir so oft vorgestellt hatte. Zu meinem Erstaunen sagte mir mein ...

Weiterlesen kostenlos ...

weitere erotische Ratgeber ...

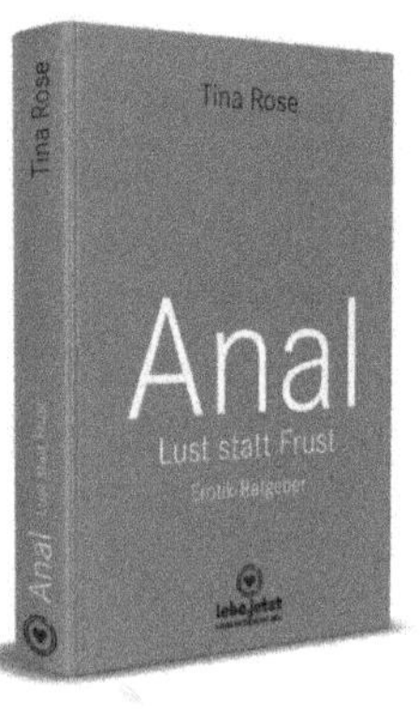

Tina Rose
Anal - Lust statt Frust

Wild, verrückt und durchgeknallt ...

Egal welch Mauerblümchen du nach außen hin auch sein magst, tief in dir hast auch du eine animalische Seite.

Analverkehr ist die Chance, deine wilde Seite auszuleben und dich von den Fesseln der Gesellschaft zu befreien.

Lass uns gemeinsam Lust statt Frust und diese animalische Seite des Lebens spüren ...

Deine Tina Rose

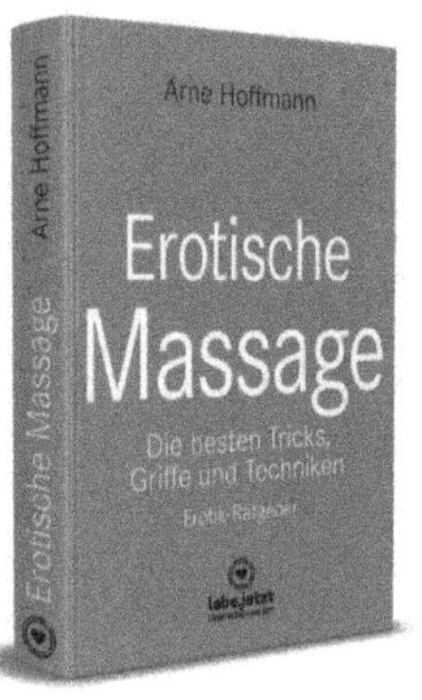

Arne Hoffmann
Erotische Massage

Eine sinnliche Massage kann eine der beglückendsten sexuellen Aktivitäten sein, die es gibt. Wenn man dann noch die besten Tricks, Griffe und Techniken beherrscht, um lustvolle Gefühle zu erzeugen, wird daraus ein geradezu himmlisches Erlebnis. Dieser Ratgeber verrät dir eine Unmenge an Tipps, aus denen du dich nur noch zu bedienen brauchst: Du wirst lernen, wie du die ideale Atmosphäre erzeugst, welche Körperzonen du auf welche Weise berühren kannst, um deinen Partner besonders heftig zu erregen, und wie du dafür sorgst, dass auch du diese Massage bis zu ihrem Höhepunkt genießt.

Herzliche Grüße, Arne Hoffmann